U. Moorahrend

Das künstliche Hüftgelenk in Bewegung

Uwe Moorahrend

Das künstliche Hüftgelenk in Bewegung

Ein ärztlicher Ratgeber und ein Übungsbuch

SEMPER BONIS ARTIBUS

Gustav Fischer Verlag
Stuttgart · New York · 1991

Anschrift des Verfassers:

Dr. Uwe Moorahrend
Höhenstraße 56
D-8958 Hopfen a. See

Die Deutsche Bibliothek – CIP-Einheitsaufnahme

Moorahrend, Uwe:
Das künstliche Hüftgelenk in Bewegung : ein ärztlicher Ratgeber und ein Übungsbuch / Uwe Moorahrend. – Stuttgart ; New York : G. Fischer, 1991
ISBN 3-437-11391-7

Layout, Fotos und Illustrationen: PR-Abteilung Fachklinik Enzensberg, Hopfen am See
Reproduktionen: City Reprotechnik, Düsseldorf
Fotosatz: Druckerei Fichtl, Füssen
Druck: Gulde-Druck, Tübingen
Einband: Küstermann, Ebhausen
Printed in Germany

Inhalt

Vorwort

Sehr verehrter Leser!

Im Rahmen meiner ärztlichen Tätigkeit in einer Rehabilitationsklinik bin ich in den vergangenen 6 Jahren speziell von Hüftgelenksendoprothesenträgern mit Fragen konfrontiert worden, deren Beantwortung eigentlich vor der stattgehabten Operation hätte erfolgen sollen.

Diese Tatsache einerseits, andererseits aber auch die oft verharmlosenden Darstellungen eines Gelenkersatzes in der Laienpresse, die einen solchen Eingriff zur alltäglichen chirurgisch-orthopädischen Routineoperation abstufen, haben mich veranlaßt, dieses Büchlein zu verfassen.

Zum weiteren bedeutet die höhere Lebenserwartung und die letztzeitig zu beobachtende Bewegungsfreude, auch des älteren Menschen, eine Herausforderung für einen Arzt, der sich schwerpunktmäßig mit den Techniken der physikalischen Medizin auseinandersetzt, ein Übungsprogramm dieser Altersgruppe an die Hand zu geben, die einem degenerativbedingten Gelenkverschleiß mit all seinen negativen Folgeerscheinungen vorbeugend begegnen will.

Die Erfahrung, daß präoperativ Medikamente in der Behandlung der Arthrose nur zur Schmerzbekämpfung nutzbringend eingesetzt werden konnten, belegt um so mehr die Wichtigkeit gezielter physikalischer Maßnahmen. Diese Therapie kann jedoch nur dann erfolgreich sein, wenn sie als Langzeitbehandlung durch den Betroffenen selbst erfolgt.

Dieses Büchlein soll begleitender Ratgeber auf dem Weg hin zur Operation sein, sachliche allgemein verständliche Informationen über die Vorgänge während und nach der Operation geben und zuletzt Mithilfe sein beim Einstieg in eine selbständige Langzeittherapie des Arthrosepatienten bzw. des Kunstgelenkträgers nach der Operation.

In diesem Sinn wünsche ich Ihnen, verehrter Leser, häufig nutzbringenden Gebrauch.

Dr. med. U. Moorahrend
Arzt für Chirurgie / Unfallchirurgie

Einleitung/ Hintergrund

Jedes Jahr werden auf der Welt rund 400.000 Gelenkersatzoperationen durchgeführt, ca. 100.000 allein davon in der Bundesrepublik Deutschland. Ungefähr 20.000 Patienten werden im Anschluß an einen solchen Eingriff in einer speziell dafür eingerichteten Klinik für Physikalische Therapie krankengymnastisch nachbehandelt und betreut. Dieses entspricht also nur 1/5 aller Endoprothesenträger.

In unserer Klinik haben sich eine Gruppe von Orthopäden, orthopädischen Chirurgen, Physiotherapeuten und Sozialarbeitern speziell daraufhin ausgerichtet, Patienten mit einem solchen Gelenkersatz zu behandeln und zu betreuen.

Sie haben ein krankengymnastisches Therapieprotokoll für Patienten entwickelt, bei denen ein künstlicher Hüftgelenkersatz geplant oder bereits vorgenommen wurde und die keine Gelegenheit haben, eine gezielte Nachbehandlung zu erfahren.

Dieser Leitfaden ist die Grundlage Ihres speziellen Therapieprogrammes. Bitte denken Sie daran, dieses Büchlein vor Abschluß der stationären Behandlung Ihrem Krankengymnasten vorzulegen, um darin Ihr weiteres individuelles häusliches Trainingsprogramm zusammenstellen zu lassen. Ihr behandelnder Arzt und Therapeut sind sehr daran interessiert, an der weiteren Genesung daheim mitzuhelfen und werden gerne Ihre in diesem Zusammenhang anfallenden Fragen und Probleme beantworten.

Der informierte Patient ist der wichtigste Partner in dem Team von Ärzten, Pflegekräften, Physiotherapeuten, Familie und Sozialdienst.

Das Ziel dieser erfolgreichen Teamarbeit muß die stete Beeinflussung des Genesungszustandes hin zur bestmöglichen Gesundung sein.

Unserer Meinung nach ist ein wesentlicher Punkt für die erfolgreiche Wiederherstellung von Patienten mit Kunstgelenken ein qualifiziertes aktives krankengymnastisches Übungsprogramm vor und nach dem operativen Eingriff.

Menschen, die eines künstlichen Hüftgelenkersatzes bedürfen, leiden an:

1. chronischer Polyarthritis (entzündliche Verschleißerkrankung einzelner Körpergelenke),
2. degenerativer Arthrose (schleichende, über Jahre gehende Abnützung einzelner Gelenke),
3. Endzustand eines nicht mehr reparablen Gelenkschadens nach Verletzung
4. Lockerung eines Kunstgelenkes.

All diese Patienten haben eines gemeinsam:

Dauerschmerz

Den nicht beherrschbaren Dauerschmerz

Seine Entwicklung verläuft unterschiedlich lange; anfangs treten Schmerzen nur bei übermäßiger Belastung, später sogar bei Bewegung unter Entlastung und zuletzt selbst in Ruhe auf.

Anatomie des Hüftgelenkes

Anatomie des Hüftgelenkes

Die Form ist die eines Kugelgelenkes, das von zwei Gelenkpartnern gebildet wird:

1. dem Hüftkopf (1) und
2. der Hüftgelenkpfanne (2)

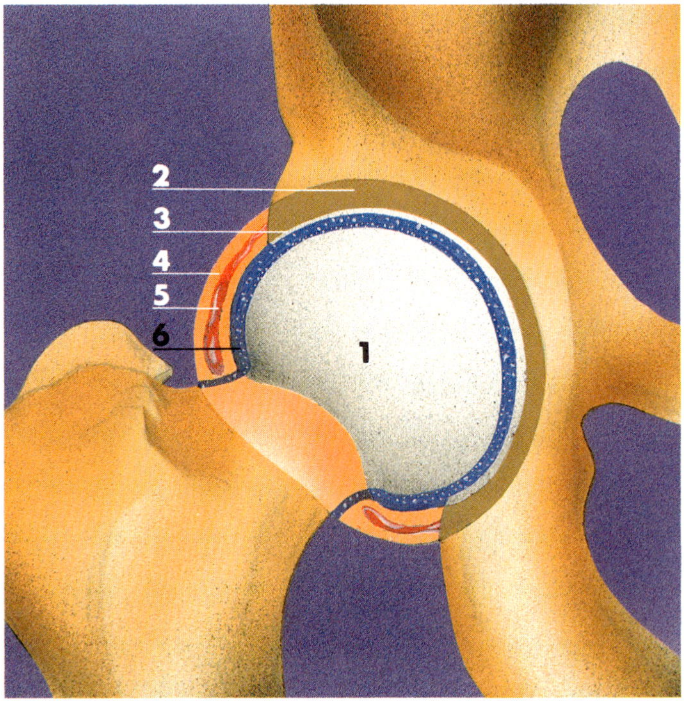

Beide Gelenkpartner sind mit Knorpel (3) überzogen. Das Gelenk ist eingehüllt von einer Bindegewebskapsel (4), deren Innenseite von einer Schleimhaut (Synovia, 5) ausgekleidet ist. Die Schleimhaut gibt eine speichelähnliche Flüssigkeit (6) in die Gelenkhöhle ab. In dieser Gelenkflüssigkeit oder »Gelenkschmiere« befinden sich die Nährstoffe für den Gelenkknorpel.

Normalzustand

Die gelenkbildenden Knochen sind mit intaktem unverletztem Knorpel bedeckt, die Gelenkschmiere ernährt den Knorpel und hält ihn gleitfähig.

Arthroseveränderungen:

Durch mannigfaltige Stoffwechselveränderungen im Körper, anatomische Achsenfehlstellungen oder als Folge von früher erlittenen Verletzungen im Hüftgelenk kommt es zum Absterben der Knorpelbedekkung. Dieses führt später zum völligen Knorpelverlust, so daß letztendlich Teile

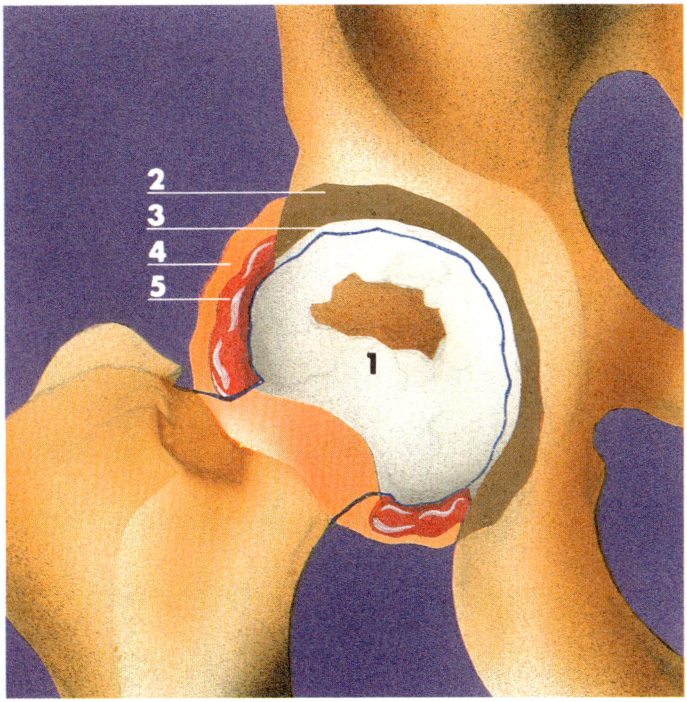

des Hüftkopfes und Teile der Hüftgelenkspfanne entknorpelt sind, d. h. die knöchernen Gelenkpartner nähern sich einander, es kommt zu einem »Anschliff« des Hüftkopfes und der Hüftpfanne. Es resultiert ein völliger Verlust der Gelenkfunktion.

Leser, die eine Arthrose des Hüft- oder Kniegelenkes haben und die sich einer Gelenkersatzoperation noch nicht unterziehen müssen, können die nächsten Kapitel überschlagen und sich direkt dem Teil II dieses Büchleins, dem krankengymnastischen Übungsprogramm zuwenden.

Wissenswertes vor der Operation

Ratschläge zur Verhaltensweise vor der Operation

Nach Ausschöpfung aller medikamentösen und physikalischen Maßnahmen wird Ihr Hausarzt Sie einem Orthopäden oder einem orthopädischen Chirurgen vorstellen, der spezielle Erfahrung mit der Operation von künstlichen Hüftgelenken besitzt. Letzterer führt dabei eine klinische und röntgenologische Untersuchung des erkrankten Hüftgelenkes durch. Falls die Untersuchungsergebnisse einen operativen Gelenkersatz erfordern, wird er anschließend Ihren behandelnden Hausarzt schriftlich über die Untersuchung informieren und gegebenenfalls noch ältere Daten Ihrer Krankheitsvorgeschichte erfragen, damit Ihr gesundheitlicher Allgemeinzustand genauestens erfaßt wird.

Wann über OP diskutieren:

bei Ruheschmerz

ständiger Medikamenteneinnahme

Gehstrecke unter 200 m

Alle Behandlungsmaßnahmen sind ausgeschöpft

Allgemein gültige Kriterien, die zur Operation eines Kunstgelenkes raten lassen:

1. Ständige Einnahme von Medikamenten zur Dämpfung des Gelenkschmerzes.
2. Schmerzbedingte, erhebliche Störung der Nachtruhe.
3. Trotz Einsatz von Gehhilfen (Gehstock, Gehstütze) schmerzfreie Gehstrecke unter 200 m.
4. Alle konservativen Behandlungsmaßnahmen sind ausgeschöpft und können eine Verbesserung des Schmerzzustandes nicht mehr herbeiführen.

Die Operation mit Einsetzen eines künstlichen Hüftgelenkes sollte daher folgendes Ziel haben:

1. Beseitigung des Ruheschmerzes
2. Wiederherstellung einer schmerzfreien Beweglichkeit
3. Erreichen einer sicheren und schmerzfreien Standbeinphase
4. Bewegungserweiterung des zuvor teilversteiften Arthrosegelenkes
5. Behebung einer krankheitsbedingten Beinverkürzung
6. Korrektur einer aus Unfallfolgen resultierenden schmerzbedingten Gelenkverformung

Sinn einer physikalischen Behandlung **vor** dem geplanten Eingriff

Bevor Sie sich der Operation unterziehen, sollte ein krankengymnastisches Übungs- und Trainingsprogramm vorgeschaltet werden. Hierbei wird die Hüftgelenksfunktion mit Bestimmung der Bewegungsausmaße, der Zustand der das Hüftgelenk bewegenden Muskulatur sowie die Schmerz- und Aktivitätsgrenze analysiert. Der Krankengymnast wird Sie im sinnvollen Umgang mit Gehstützen und anderen Gehhilfen unterweisen, deren Gebrauch Sie nach der Operation beherrschen müssen. Desweiteren wird er Ihnen Übungen beibringen, die Sie in der ersten Zeit nach dem Eingriff konsequent ausführen sollen. Somit hilft Ihnen diese präoperative Therapie eine sachliche und kritische Einstellung zur bevorstehenden Operation und zur anschließenden speziellen Nachbehandlung zu bekommen.

Gespräch zur Beseitigung von Sorgen und Problemen

Es ist die Gelegenheit für den Erkrankten, ihn bedrückende Fragen zu stellen, seine Erwartungen im Hinblick auf die Operation zu diskutieren und über seine Ängste und Sorgen zu sprechen.

Zur Verbesserung der gestörten Hüftgelenkfunktion ist es unbedingt erforderlich, ein Trainingsprogramm für den häuslichen Bereich zu erlernen, das Sie bis zum Tag der Operation alltäglich durchführen.

Ihr Arzt und Ihr Therapeut sind die Fachleute, die Ihre persönlichen und physischen Probleme kennengelernt haben. Ihr Physiotherapeut hat durch Austesten der verschiedenen Muskeln und Muskelgruppen ein genaues Bild der funktionellen, statischen und dynamischen Kräfte gewonnen. Anhand dieser Kenntnisse kann er ein individuelles Programm aus einer Vielzahl von schematisierten Übungen auswählen und zusammenstellen.

Operation
und Operationstechnik

Bemerkungen zur Operation:

Wird Ihnen ein stationärer Aufnahmetermin zur Gelenkersatzoperation mitgeteilt, sollten Sie folgendes in die Klinik mitbringen:

1. **Die Gehstützen (falls Sie solche schon besitzen)**
2. **Flaches Schuhwerk (Turn/Sportschuhe mit Klettverschlüssen)**
3. **Ihre persönlichen Utensilien zur Körperhygiene**
4. **Einen Morgen-/Bademantel**
5. **Einen Trainingsanzug**
6. **Schwimmshorts, Badeanzug**
7. **Alle Untersuchungsbefunde des Hausarztes oder vorbehandelnden Facharztes (Röntgenbilder, Laborbefunde, EKG) des gleichen Jahres**
8. **Die Medikamente, die Sie am Tag der stationären Aufnahme und in den 4 Wochen zuvor kontinuierlich eingenommen haben (bitte dazu eine Liste mit Dosierungstabelle vom Hausarzt erstellen lassen)**
9. **Einweisungsschein des behandelnden Arztes**

Hinweise zur Operation und Operationstechnik

Der Eingriff kann in Vollnarkose oder in Teilnarkose ausgeführt werden.

Bei der Teilnarkose bekommen Sie das Betäubungsmittel über eine „haarfeine" Nadel in den Rückenmarkskanal gespritzt. (Im Volksmund wird diese Narkoseform als sog. »Rückenmarksnarkose« bezeichnet. Diese Bezeichnung ist irreführend, da das Betäubungsmittel **nicht** in das Rückenmark eingespritzt wird.) Bei dieser Teilnarkose umspült das Betäubungsmittel die Wurzeln des Nervengeflechtes, das das Bein mit Schmerz- und Berührungsnerven sowie die Nerven für die Muskelerregung versorgt. Bei dieser Betäubung sind Sie vom Bauchnabel an abwärts gefühllos und erhalten zur Operation ein gut dosierbares Schlafmittel.

Der operative Eingriff dauert bei Erstoperation im allgemeinen zwischen 1 - 2 Stunden. Bei Zweiteingriffen (z. B. auch Lockerung eines Kunstgelenkersatzes oder einer Entzündung um dieses Gelenk) dauert er durchschnittlich 2 - 3 (4) Stunden.

Der Operationsschnitt ist je nach Dicke der Weichteile über der erkrankten Hüfte zwischen 15 - 30 cm lang. In Deutschland werden hauptsächlich ein
vorderer, seitlicher Zugang
an der Außenseite des Oberschenkels oder ein
hinterer, seitlicher Zugang
mehr im Bereich der unteren Gesäßpartie gewählt. Jeder Zugang hat bestechende Vorteile. In Bezug auf die anschließende krankengymnastische Nachbehandlung sind deutliche Unterschiede vorhanden und zu beachten:

Vorderer / seitlicher Zugang

Bei diesem operativen Weg zum Hüftgelenk müssen in der Regel keine Muskelgruppen abgetrennt werden, sondern der Operateur geht zwischen zwei verschiedenen Muskeln, dem mittleren Gesäßmuskel (M. glutaeus medius, 1), und dem seitlichen »Muskelhautspanner« (M. tensor fascia lata 2) auf das Hüftgelenk zu. Der Vorteil für die Nachbehandlung ist die sofortige Freigabe der Hüftbeugung bis 90°, während des Sitzens und krankengymnastischer Übungen. In Einzelfällen muß jedoch der mittlere Gesäßmuskel (M. glutaeus medius, 1), der die Abspreizbewegungen des Beines in der Hüfte ausführt, abgetrennt werden (x). Diese Muskelgruppe wird vor Ende der Operation wieder an der alten Anheftungsstelle befestigt. War dieser Schritt unter der Operation notwendig, so sind **aktive**, d. h. vom Patienten ausgeführte Abspreizbewegungen des Beines für einen Zeitraum von mindestens 4 Wochen nach der Operation zu unterlassen.

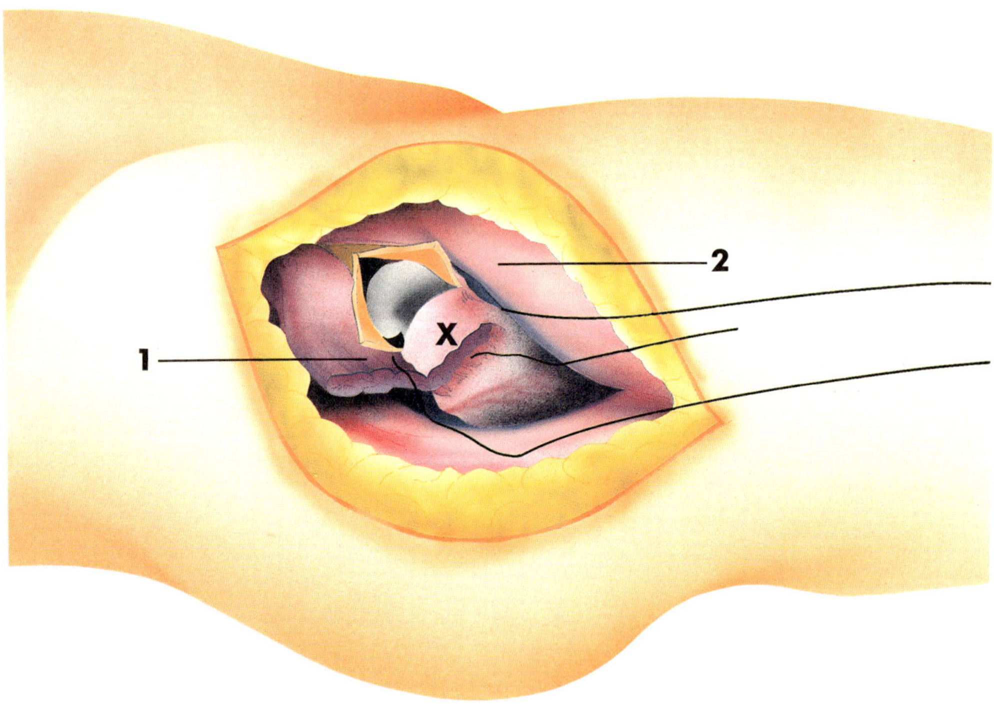

Hinterer / seitlicher Zugang

Vorteilhaft bei diesem Zugang ist, daß die beschriebenen »abspreizenden« Muskelgruppen nicht abgetrennt werden. Bei diesem Zugang muß der Operateur jedoch das Hüftgelenk von hinten freilegen und hierbei Muskelgruppen ablösen, die die Außendrehung des Beines in der Hüfte bewirken. Sie werden nach Einsetzen des Kunstgelenkes wieder an ihrer Ansatzstelle fixiert. Für die Nachbehandlungsphase bedeutet das, daß die Hüfte nicht extrem (> 70°) gebeugt und nicht zu sehr einwärts gedreht werden sollte, damit eine übermäßige Dehnung mit möglicher Lösung der Muskelanheftung am Oberschenkelknochen unterbleibt.

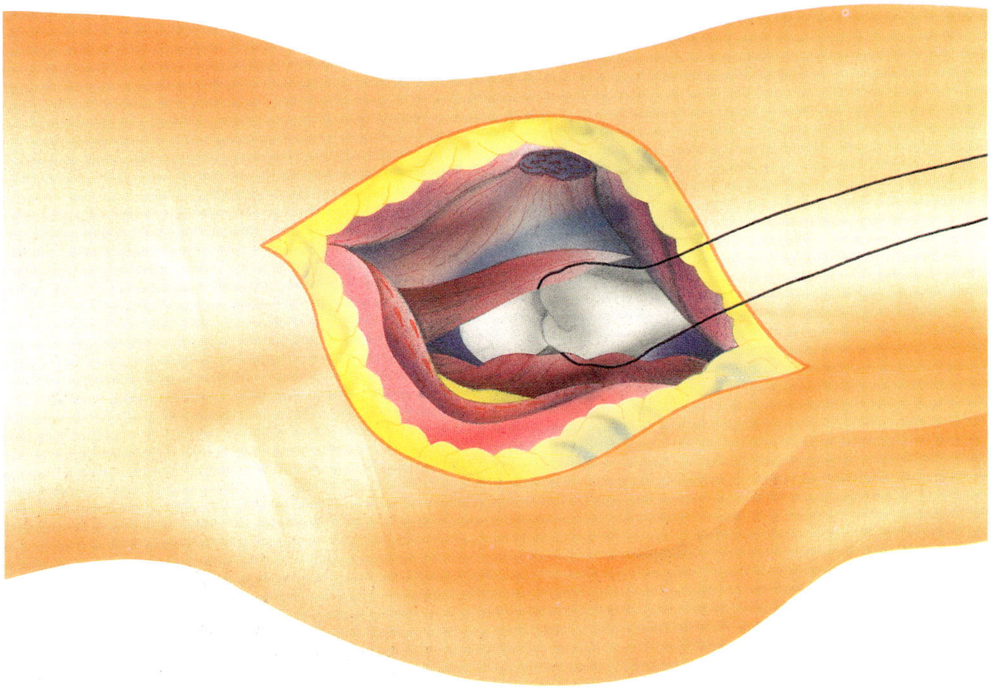

Die Verankerung eines Kunstgelenkes kann grundsätzlich auf zwei Arten durchgeführt werden:

1. Durch einen speziellen Kunststoffzement, der nach Aushärten eine sofortige absolute Festigkeit der künstlichen Hüftgelenkspfanne und des Prothesenschafts gewährleistet (sog. zementierte Prothese) und eine zügige Vollbelastung des operierten Beines erlaubt.

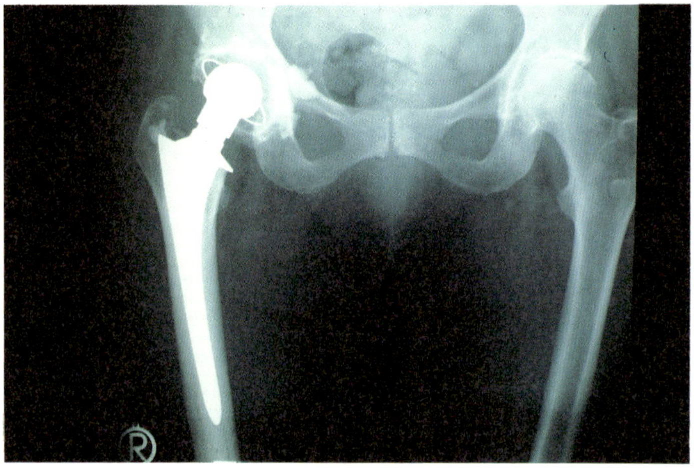

2. Eine spezielle oberflächenbehandelte Prothese. Sie wird fest in den Knochenschaft eingetrieben, wodurch eine Erhöhung des mechanischen Druckes im Markraum entsteht, was das Einwachsen

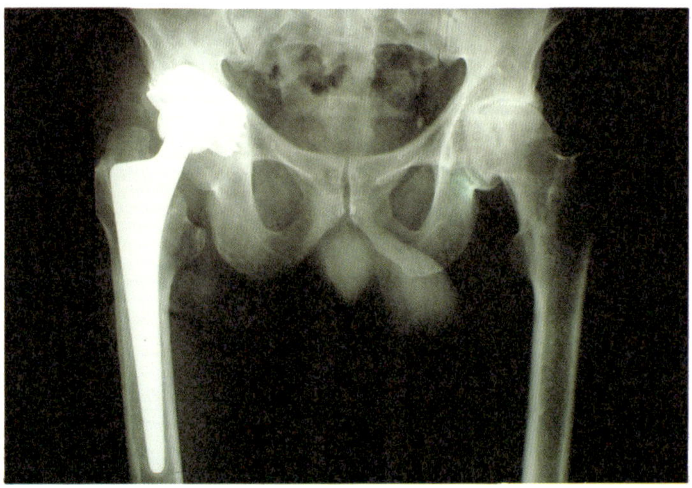

von Knochengewebe an und in die rauhe Oberflächenbeschichtung der Prothese begünstigt und so nach und nach zu einer festen Verankerung führt (sog. zementfreie Prothese).

Welches Verankerungsverfahren für Sie das günstigste ist, wird Ihr Operateur Ihnen sagen, er wird Sie über das Für und Wider der einzelnen Verfahren in Ihrem speziellen Falle aufklären.

Fragen Sie Ihren Operateur vor und erneut nach der Operation folgendes:

1. **Über welchen operativen Zugang wird (wurde) mir das Kunstgelenk eingesetzt?**
2. **Was für ein Prothesenmodell habe (werde) ich erhalten (zementierte / zementfreie Prothese)?**
3. **Wielange soll eine Teilgewichtsentlastung des operierten Beines durch Benutzung von Unterarmgehstützen erfolgen? (Angabe in Wochen vom Operationsdatum gerechnet)**

Bitten Sie Ihren Operateur, die Antworten zu diesen Fragen in kurzen Stichworten auf der Seite 96 unter Rubrik »Notizen des Operateurs« schriftlich festzuhalten.

Postoperative Phase

Direkte postoperative Phase

Sie werden nach Ihrer Operation in Ihr Klinikbett gehoben und im Aufwachraum durch einen Narkosepfleger und / oder Narkosearzt beobachtet. Dabei ist das Bein in einer speziellen Schaumstoffschiene so gelagert, daß eine Abspreizposition eingehalten wird. Die Verweilzeit im Aufwachraum ist abhängig von der Narkoseform. Im Allgemeinen dauert diese 1/2 bis 1 Stunde. Röntgenaufnahmen des frischeingesetzten Kunstgelenkes werden noch auf dem Operationstisch gefertigt, um den exakten Sitz der Prothese im Bild zu dokumentieren. Die stationäre Erholungsphase in der operierenden Klinik dauert gewöhnlich zwischen 2 - 3 Wochen, bei sehr komplizierten Eingriffen manchmal auch 4 Wochen.

Bei jedem chirurgischen Eingriff können Komplikationen eintreten. Für die Operation von Kunstgelenken treten solche in 2 - 5 % aller Operationen auf. Ihr Operateur als auch die Sie behandelnden Ärzte im Krankenhaus sind bemüht, diese Komplikationen soweit es irgend geht auszuschalten und zu vermeiden.

An Komplikationen sind zu nennen:

1. Eine Entzündung des tiefen Becken- / Bein-Venensystems, (sog. Thrombosen)
2. Eine Embolie (Verschleppen kleiner Blutgerinnselchen in andere Körperorgane)
3. Eine Lungenentzündung
4. Eine Entzündung der ableitenden Harnwege
5. Eine Wundinfektion
6. Eine Nervenreizung im Bereich des Ischias- / oder Femoralnerven des operierten Beines
7. Ein gehäuftes, ungewolltes Ausrenken der Prothese durch mangelhaften Muskelzug der gelenküberschreitenden Muskulatur
8. Eine Knochensplitterung beim Eintreiben der Prothese in den Markraum

Es wird heute auf medizinisch technischem und medikamentösem Sektor alles getan, um diese Komplikationsrate weiter zu senken.

Vor der Operation sollten daher alle Patienten sorgfältig über solche Komplikationen aufgeklärt sein und Zeit haben, darüber ausgiebig mit ihrem Operateur und Narkosearzt zu sprechen.

Physikalische Therapie

Das Behandlungsschema im operierenden Akutkrankenhaus kann sich je nach Gesundheitszustand und Operationsverfahren von dem hier skizzierten unterscheiden.

Bitten Sie deshalb Ihren Operateur vor Beginn einer Rehabilitationsmaßnahme um detaillierte Angaben zur Art des operativen Vorgehens und Besonderheiten beim Einsetzen der Prothese.

Postoperative Phase

Operationstag	Bettseitiges Übungsprogramm mit einem Krankengymnasten an Ihrer Seite in Ihrem Klinikzimmer zur Vorbeugung von Thrombosen und Lungenentzündungen.
1. postoperativer Tag	Erweiterung des bettseitigen Übungsprogrammes. Festlegen der weiteren Übungen nach Art des operativen Zuganges und Art der verwendeten Prothese.
2. postoperativer Tag	Zum **ersten Mal Sitzen an der Bettkante.** Hierbei ist ein übermäßiges Beugen der Hüfte zu unterlassen.
3. postoperativer Tag	Beginn eines gezielten krankengymnastischen Übungsprogrammes der Beinmuskulatur. Zum ersten Mal Stehübungen am Bett unter Zuhilfenahme von Unterarmgehstützen oder einem Gehwagen.
4. postoperativer Tag bis Entlassung	Zweimal täglich Übungen aus dem speziellen Nachbehandlungsprogramm. Beginn mit kurzen Gehübungen in Begleitung des Krankengymnasten.

Selbständiges Übungsprogramm für die postoperative Phase in Ihrem Klinikbett:

1. Tiefes, gleichmäßiges Ein- und Ausatmen (Nasenatmung bevorzugen), bei Abhusten die Lippen strichförmig verengen und anspannen (wie beim Blasen einer Trompete), sog. »Trompetermund«.

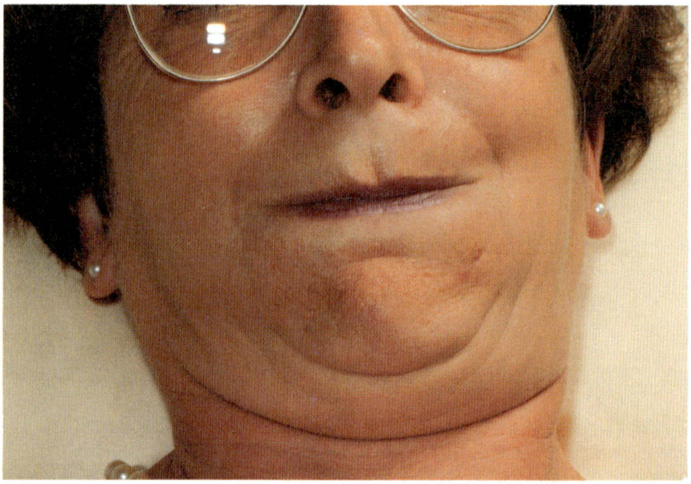

2. Gezieltes Betätigen der »Muskelpumpe« der Wadenmuskulatur durch das Führen der Füße im Sprunggelenk in Richtung Gesicht und Fußsohle.

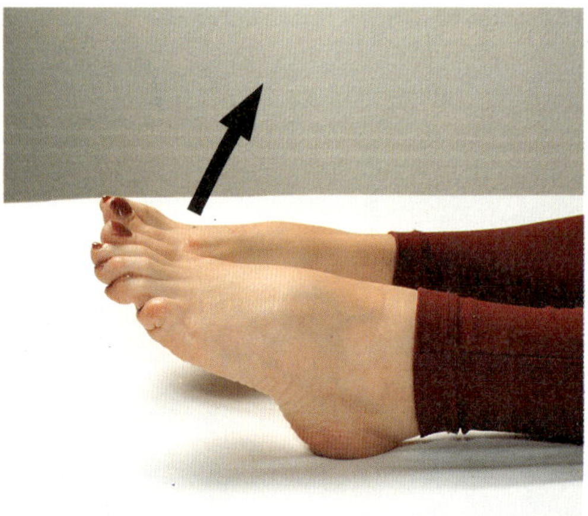

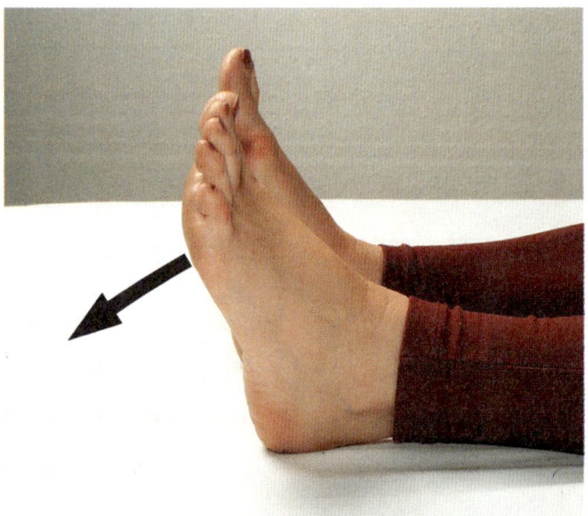

3. Die Kniegelenke aktiv durchstrecken, dabei vorsichtiges Anspannen des Oberschenkelstreckmuskels.

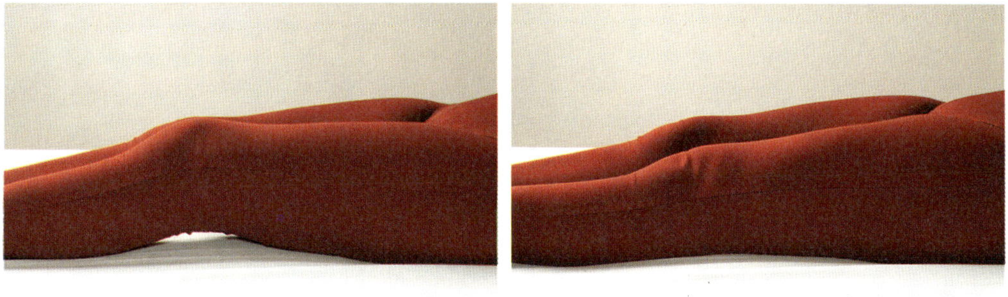

4. Langsam Spannung der Gesäßmuskulatur aufbauen.

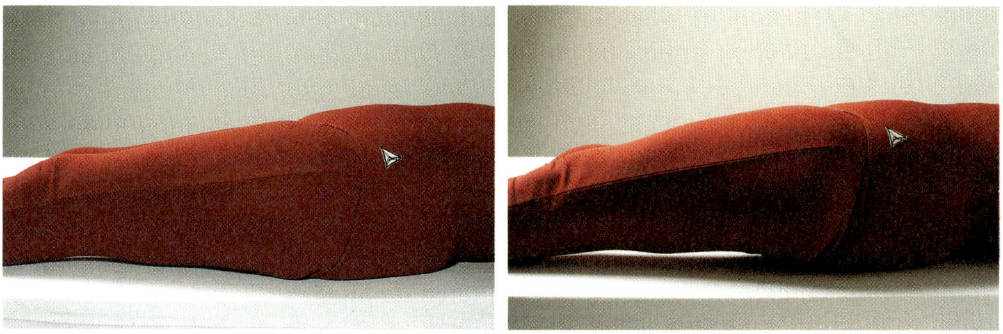

Jede dieser vier Übungen wird zehnmal pro Stunde während der Wachphasen ausgeführt.

Das weitere Übungsprogramm in der Akutklinik erarbeitet der Krankengymnast mit Ihnen.

Vor Entlassung aus der Akutklinik

Vor Entlassung aus der Akutklinik

Klären Sie mit Ihrem Operateur:

1. die Frage einer Rehabilitationsmaßnahme in einem entsprechenden Fachkrankenhaus für physikalische Therapie. Diese Frage kann nach Abschluß der 1. postoperativen Woche mit einsetzender, komplikationsfreier Wundheilung geklärt werden. Aus vielerlei, rein sachlichen Gründen, ist eine solche Nachbehandlung anstrebenswert.
2. den ersten ambulanten Nachuntersuchungstermin bei Ihrem Operateur.
3. bei Verlegung zur stationären Nachbehandlung in ein Fachkrankenhaus für physikalische Medizin das leihweise Überlassen der postoperativen Röntgenbilder sowie eine Fotokopie des Operationsberichtes, oder bitten Sie ihn entsprechende Notizen auf der vorletzten Seite dieses Büchleins zu machen.

Bei bevorstehender stationärer Aufnahme zur Nachbehandlung in ein Rehabilitationskrankenhaus:

Was Sie unbedingt mitbringen sollten:

1. Ein Röntgenbild Ihres künstlichen Gelenkersatzes, das nach Operation angefertigt wurde.
2. Wenn möglich, eine Kopie des Operationsberichtes.
3. Sofern vorhanden, ein spezielles Nachbehandlungsprogramm, was durch die operierende Klinik vorgeschlagen wird.
4. Die verordneten oder zuvor benutzten Gehhilfen (Gehstöcke, Unterarmgehstützen, Gehwagen).
5. Turn- und Sportbekleidung, incl. Trainingsanzug
6. Badezeug (Schwimmshorts, Badeanzug)
7. Gut sitzendes Schuhwerk mit flacher, durchgehender Sohle (geeignete Turnschuhe mit Klettverschlüssen)
8. Die Medikamente oder die Dosierungsliste solcher Arzneimittel, die sie nach der Operation vom Arzt verordnet ständig eingenommen haben.
9. Klären Sie mit Ihrem behandelnden Arzt die Verlegungsmodalitäten ab. Soll dies durch ein Krankentransportunternehmen (z. B. Rotes Kreuz), privat, oder mit einem öffentlichen Verkehrsmittel erfolgen? Ihr Krankenhausarzt stellt für den Transport eine entsprechende Bescheinigung aus. Das Transportunternehmen rechnet direkt mit Ihrer Kasse ab.
10. Nehmen Sie bei Verlegung in die nachbehandelnde Klinik der Jahreszeit entsprechende Freizeitkleidung mit.

Rehabilitationsklinik

Aufnahme in eine Rehabilitationsklinik

Nach erfolgter Gelenkersatzoperation wird, sofern eine stationäre Nachbehandlung in einer Klinik für physikalische Medizin geplant ist, für die meisten Patienten ein Antrag bereits im Akutkrankenhaus gestellt.

Sind Sie in einer gesetzlichen Krankenversicherung versichert, übernimmt die Kosten dieser Nachbehandlung der zuständige Rentenversicherer. Dieser ist für die Allgemeinen Ortskrankenkassen, die Betriebskrankenkassen und die Innungskrankenkasse die zuständige Landesversicherungsanstalt und für alle übrigen Angestellten- und Ersatzkassen die Bundesversicherungsanstalt für Angestellte.

Die Maßnahme ist als sog. Anschlußheilbehandlung (=AHB-Verfahren) allgemein bekannt. Sie darf erst dann vom operierenden Arzt im Akutkrankenhaus eingeleitet werden, wenn bestimmte Kriterien zur Übernahme in eine Nachbehandlungsklinik erfüllt sind. Diese Kriterien kennt der Sie behandelnde Arzt im Akutkrankenhaus genau.

Für Arbeiter und Angestellte von Bundesbahn und Bundespost gilt ähnliches. Hier ist Träger der Maßnahme das jeweilige Bundessozialamt von Bahn und Post.

Genießen Sie einen Versicherungsschutz durch eine **private** Krankenversicherungsgesellschaft, ist ein solches Nachbehandlungsverfahren nach Kunstgelenkersatz **nicht** in die Versicherungsleistungen Ihrer Krankenversicherung eingeschlossen. Sie müssen vor Verlegung in eine nachbehandelnde Klinik für physikalische Medizin mit Ihrem Krankenversicherer die Kostenübernahme abgeklärt und eine Zusage zur Übernahme der Behandlungskosten, **wenn möglich schriftlich,** vorliegen haben. Hierbei ist die Notwendigkeitsbescheinigung zur Nachbehandlung in einer Klinik für physikalische Therapie **durch den Sie operierenden Arzt dem** privaten Krankenversicherer vorzulegen. Wenn eine Nachbehandlung geplant ist, bitten Sie Ihren Operateur nach der Operation frühstmöglich um eine solche Bescheinigung.

Mit der Aufnahme in ein Fachkrankenhaus für physikalische Medizin erwarten Sie keine gravierenden, beunruhigenden Neuerungen:

1. Die Unterbringung erfolgt in einer Fachabteilung für Orthopädie bzw. für Unfallchirurgische Nachbehandlung.
2. Ein Arzt ist für Ihre Betreuung auf der Station zuständig. Er führt die Aufnahmeuntersuchung durch und legt anhand des Untersuchungsergebnisses sowie der vorgelegten Dokumente (Röntgenbilder, Fotokopie des OP-Berichtes) das für Sie spezielle Nachbehandlungsprogramm fest.
3. Dieser Arzt betreut selbstverständlich auch Ihre weiteren Erkrankungen, sofern solche vorliegen, z. B. Bluthochdruck, Zuckerkrankheit, usw.
4. Die pflegerischen Maßnahmen in der jeweiligen Fachabteilung werden von Pflegekräften (Krankenschwestern, Krankenpflegern, examinierten Altenpflegern) durchgeführt.
5. Alle Medikamente, die Sie zur weiteren Genesung oder aber Mitbehandlung innerer Erkrankungen einnehmen müssen, werden durch die Hausapotheke des Fachkrankenhauses für Sie bereitgehalten.
6. Ihr Gesundheits- und Aktivitätszustand zum Verlegungszeitpunkt entscheidet, ob Sie der Unterbringung in einem Pflegebett bedürfen. Hier ist die Zahl der Pflegekräfte so bemessen, daß diese Ihnen für die nötigen Hilfestellungen stets zur Seite sind, z. B. beim Verlassen des Bettes, beim Gang zur Toilette, beim Anziehen oder bei der Körperhygiene.
7. Nach der Aufnahmeuntersuchung und Erstellen des Therapieplanes durch Ihren behandelnden Arzt, werden Ihnen mindestens zwei Physiotherapeuten zugewiesen, die auch über den Zeitraum der Behandlung im Krankenhaus für physikalische Medizin Ihre Behandler bleiben. Das sind ein(e)

8. Krankengymnast(in) und ein(e) Masseur(in). Hierzu gesellen sich weitere Mitarbeiter aus dem physiotherapeutischen Team: Der medizinische Bademeister, die Mitarbeiter in den Packungsabteilungen, die Physiotherapeuten der Elektrotherapieabteilungen, usw.

Während der stationären Behandlung wird anhand der Funktionsdefizite des betroffenen Beines entschieden, ob eine Vorstellung in der Ergotherapie zur Unterweisung im Umgang mit Anziehhilfen oder anderen Hilfsmitteln erfolgen muß.

Entlassung aus der Rehabilitationsklinik

Der Sie behandelnde Arzt bespricht mit Ihnen anhand des Therapiefortschrittes frühzeitig den geplanten Entlassungstermin. Die Verweildauer für Patienten, die im Rahmen einer Anschlußheilbehandlung eine Nachbehandlung erfahren, dauert im **Regelfall** bis zu 28 Tagen. Bei raschem Therapiefortschritt und Behandlungserfolg kann diese Maßnahme beispielsweise auch nach 3 Wochen abgeschlossen sein.

Arzt und Physiotherpeuten werden Sie in das häusliche Übungsprogramm unterweisen und Sie vertraut machen, mit dem was strikt verboten und was erlaubt ist.

Verhaltensregeln Verbotenes

Verhaltensregeln für Patienten mit künstlichem Hüftgelenkersatz für das erste halbe Jahr nach Entlassung aus dem Rehabilitationskrankenhaus (sofern speziell nichts anderes festgelegt wurde)

Verbotenes

1. Schlagen Sie die Beine nicht übereinander; drehen Sie die Beine nicht extrem ein- oder auswärts, es sei denn, daß Sie durch einen Krankengymnasten eine gezielte Einweisung dazu erhalten haben.
2. Beugen Sie Ihr Hüftgelenk nicht weiter als 90°, d. h. keine tiefen Kniebeugen, kein Sitzen in weichen Sesseln oder auf niedrigen Stühlen (Merke: Beim Sitzen sollten die Kniegelenke **nicht** höher stehen als die Hüftgelenke).
3. Lehnen Sie sich während des Sitzens im Sessel nicht zu weit mit dem Oberkörper nach vorne.
4. Vermeiden Sie langes Sitzen, auch bei Autofahrten! Halten Sie in halbstündigen Abständen an, steigen Sie aus, strecken Sie sich; gehen Sie einige Meter am Fahrzeug auf und ab.
5. Körperliche Tätigkeiten, die Sie rasch ermüden lassen, sind auf Dauer untersagt, es sei denn, Sie haben zwischendurch die Möglichkeit, sich liegend auszuruhen!
6. Meiden Sie Unnötiges! D. h. umgehen Sie Bodenunebenheiten. Benutzen Sie Gehhilfen (»Schuhspikes«) auf Schnee und Eis.
7. Treiben Sie keine Sportarten, die eine Belastung auf Hüfte oder Kniegelenk bringen. Z. B. Sportarten mit starken Abspreizbewegungen des Beines, scharfe Märsche (solange bis der behandelnde Arzt dieses ausdrücklich freigibt).
8. Weibliche Patienten! Über einen Zeitraum von 6 Monaten nach der Operation rasieren Sie Ihre Beine nicht im Stehen oder schlagen Sie Ihre Beine dabei nicht über, wenn Sie sitzen. Vermeiden Sie das Ein-/Auswärtsdrehen der Beine bei **gebeugter Hüfte** um die Rückseite der Beine zu rasieren.

9. Fahren Sie solange nicht Fahrrad, bis dies eindeutig mit dem behandelnden Arzt abgesprochen und erlaubt worden ist.
10. Heben und Tragen Sie keine Lasten von mehr als 20 % des eigenen Körpergewichtes.

Verhaltensregeln
Empfohlenes

Empfohlenes

1. Tragen Sie Antithrombosestrümpfe tagsüber für 4 Wochen (vom Operationstag an gerechnet). Wenn trotzdem ein Wadenschmerz und eine Waden- und Fußschwellung auftritt, berichten sie darüber Ihrem zuständigen Arzt oder Krankengymnasten.
2. Nehmen Sie die vom Arzt verordneten Medikamente.
3. Beschränken Sie sich auf leichte Hausarbeit ohne Hocken oder Bücken oder Tragen von schweren Lasten solange anderes nicht ausdrücklich vom Arzt freigegeben ist. (Tragen von Lasten bis 1/5 Ihres eigenen Körpergewichtes ist erlaubt).
4. Ernähren Sie sich diätetisch, versuchen Sie Ihr Normalgewicht zu halten / zu erreichen (≙ Körpergröße in cm - 100 = Normalgewicht in kg).
5. Ruhen Sie sich zwischen Ihren Tätigkeiten hinreichend aus.
6. Unternehmen Sie zwei- bis dreimal täglich kurze Spaziergänge.
7. Benutzen Sie eine Toilettensitzerhöhung, falls dieses Ihnen vom behandelnden Arzt und Physiotherapeuten empfohlen worden ist.
8. Halten Sie Ihr tägliches Übungsprogramm ein, wie es einstudiert und erlernt wurde.
9. Gartenarbeit ist dann erlaubt, wenn sie mit langstieligem Gartengerät im Stehen verrichtet werden kann.
10. Von jetzt an und zukünftig: Achtung beim Zahnarzt oder Urologen! ! Bei jeder Zahnextraktion oder Wurzelbehandlung (Ausbohren des Wurzelkanals) oder bei Spiegelung der Harnblase sollten Sie einen Antibiotikaschutz über 24 Stunden vor und 72 Stunden nach einer entsprechenden Behandlung bekommen.

11. Legen Sie bis 6 Wochen nach Operation ein Kissen oder ein anderes Polster zwischen die Beine, wenn Sie sich im Bett in Körperseitlage begeben.
12. Stellen Sie Fragen, was Ihnen im Umgang mit Ihrem Kunstgelenk unklar ist.
13. Beim Sexualverkehr mit Ihrem Partner nehmen Sie bitte Körperstellungen ein, die eine Strekkung bei leichter Abspreizung für das operierte Gelenk bedeutet.
14. Tragen Sie stets ein Dokument bei sich, daß Sie als Träger eines metallischen Kunstgelenkes ausweist. Besonders wenn Sie Flugreisen beabsichtigen.
    Ein entsprechender Vordruck ist in diesem Buch als Abrißkarte vor dem hinteren Umschlagdeckel vorbereitet.

Abschließender Kommentar:

Die vorstehend angeführten Ratschläge sind an alle gerichtet, die sich einer üblichen Gelenkersatzoperation unterziehen bzw. unterzogen haben. Über Spezialprothesen oder spezielle Operationsverfahren und das weitere Verhalten nach solchen Eingriffen sollte gezielt und gesondert mit Ihrem operierenden Arzt gesprochen werden.

Falls irgendwelche Symptome auftreten oder Fragen auftauchen, welche nicht in dieser Broschüre abgehandelt sind, nehmen Sie in Bälde Kontakt zu Ihrem behandelnden Arzt auf.

Krankengymnast:

Behandelnder Arzt:

Tel.-Nr.:

Treppengehen mit Gehstützen

Hinweise zum Erlernen des Treppengehens mit Gehstützen

Treppaufgehen

Merke:
»Der Erfolgreiche erklimmt die Stufen seiner Erfolgsleiter«

(Ein Helfer - sofern vorhanden - geht hinter dem Patienten her).

Allgemein ist das Treppaufgehen besser für das operierte Gelenk als treppab zu gehen.

Sie beginnen indem Sie den nicht operierten Fuß auf die nächsthöhere Stufe stellen. Stützen und stoßen Sie sich dann von den Gehstützen ab und strecken das nicht operierte Bein in Hüft- und Kniegelenk. Dabei bringen Sie das frischoperierte Bein auf die nächst-höhere Stufe zu Ihrem nicht operierten Bein. Als letztes folgen die Gehstützen nach. Wiederholen Sie diesen Vorgang bei jeder weiteren Stufe.

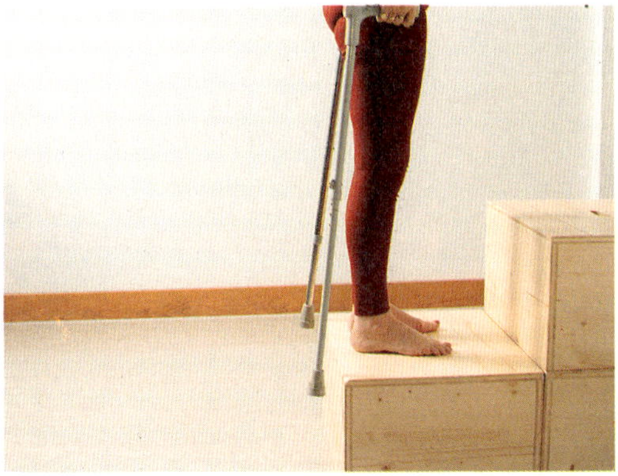
c

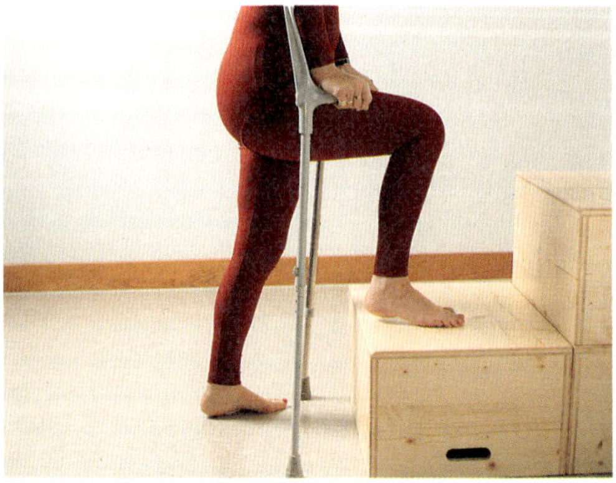
a

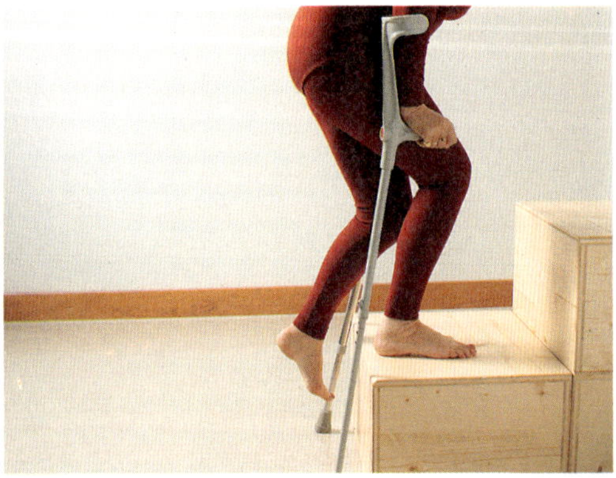
b

Treppabgehen

(Der Helfer - sofern vorhanden - geht vor oder neben dem Patienten).

Allgemein ist das Treppabgehen schlechter für die operierte Hüfte als treppauf zu gehen.

Der Patient setzt die Gehstützen zuerst eine Stufe tiefer und trägt dabei sein Körpergewicht auf dem nicht operierten Bein. Zuerst wird das operierte Bein auf die nächsttiefere Stufe gesetzt, verlagern Sie dann das Körpergewicht auf die Gehstützen und lassen Sie sich eine Stufe tiefer herab, während Sie das nicht operierte Bein in Hüfte und Kniegelenk beugen. Beenden Sie diesen Schritt abwärts mit dem Abstellen des nicht operierten Beines auf der Stufe, wo sich Stützen und operiertes Bein befinden. Bei jeder weiteren Stufe abwärts wiederholt sich der gleiche Vorgang.

Merke:

„Der Unglückliche geht in den Abgrund!"

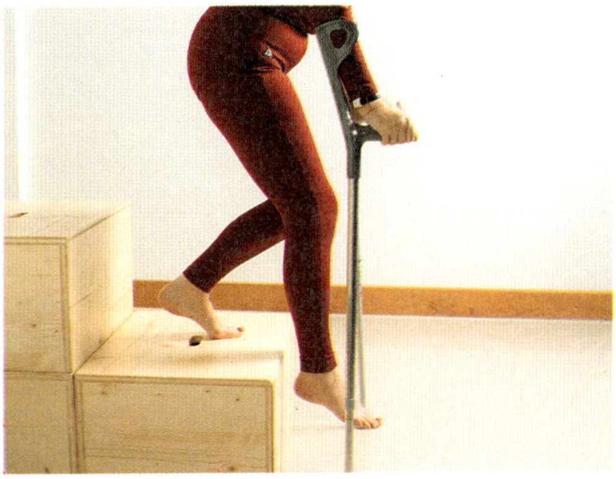

a

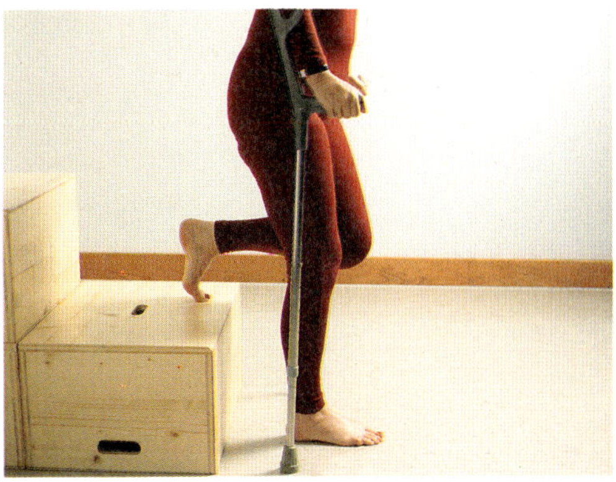

b

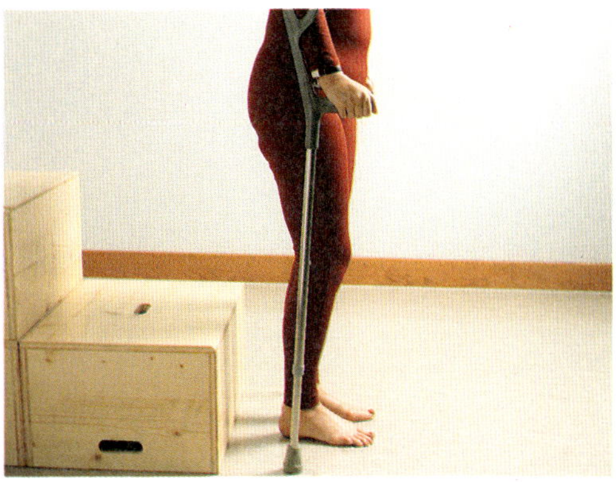

c

Übungen
für hüftoperierte Patienten

erarbeitet und zusammengestellt
von H. Fritsch

Übungen für hüftoperierte Patienten

Name des Patienten:

Vorname des Patienten:

Geburtsdatum:

Anschrift:

Operationsdatum:

Art der prothetischen Versorgung:

Alle nachfolgenden Übungen sind dazu entwickelt worden, um eine optimale Kontrolle über das Kunstgelenk in allen Lebenslagen zu erlernen, das Bewegungsausmaß der operierten Hüfte zu erweitern und zu erhalten, und um eine aktive, muskulär geführte Beweglichkeit zu trainieren.

Bei allen Übungen in den Teilen I, II und III darf während und nach dem Training kein Schmerz auftreten. Es sind schwerere und leichtere Übungen dabei, und Sie sollen für sich daraus die richtige Auswahl treffen. Gegebenenfalls wird Ihnen Ihr Therapeut dabei helfen.

Die Zahl der Wiederholungen oder die Trainingsdauer können für den einen oder anderen von Ihnen anfangs zu hoch sein. Sie sollten dann nicht versuchen sofort, sondern im späteren Verlauf des Übungsprogrammes in diesen Bereich zu kommen. Nutzen Sie sinnvollerweise nach 2 Kräftigungseinheiten eine Dehnungseinheit als »aktive« Pause aus. Es ist aus jedem Bereich zumindest eine Übung (spez. Teil I und II) zu machen, die immer verschiedene Muskelgruppen betrifft.

Die Pausen zwischen den Kräftigungseinheiten sollten in etwa die Dauer des Trainings betragen.

Teil I:

Aktive Übungen im Liegen zur Muskelkräftigung und Bewegungserweiterung.

Bei allen isometrischen Übungen in Rückenlage (Nr. 2, 9, 11, 12 und 13) und dynamischen Übungen in Rückenlage (Nr. 7, 8, 10) Oberkörperspannung beibehalten und gleichmäßig ein- und ausatmen.

Oberkörperspannung heißt:

- Arme gestreckt auf die Unterlage drücken und in Richtung Gesäß ziehen
- den leicht nach vorne geneigten Kopf mit gestrecktem Hals (Doppelkinn) auf die Unterlage drücken
- Bauchmuskeln anspannen

Übung 1

Aktives Abspreizen der Hüfte gegen die Beineigenschwere aus der Ausgangsstellung (Bild oben).

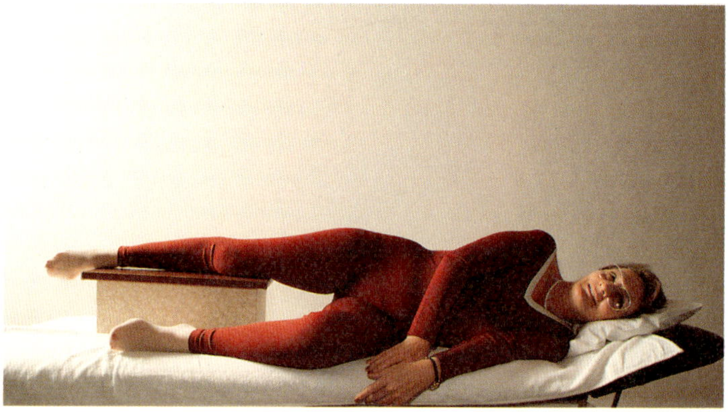

Wichtig:

Fußspitze anziehen,
Ferse zur Decke
drehen
Becken vorne halten.

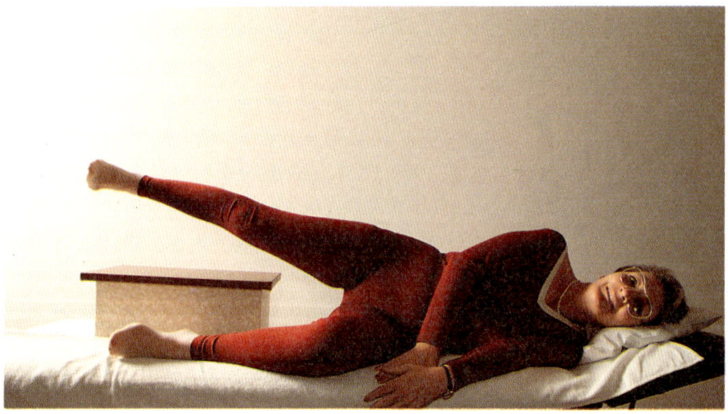

5 - 8 Wiederholungen

6 Sekunden Bein in der Luft halten.

Übung 2

Aktives isometrisches Abspreizen der gestreckten Beine in Rückenlage (dabei keine Gelenkbewegung).

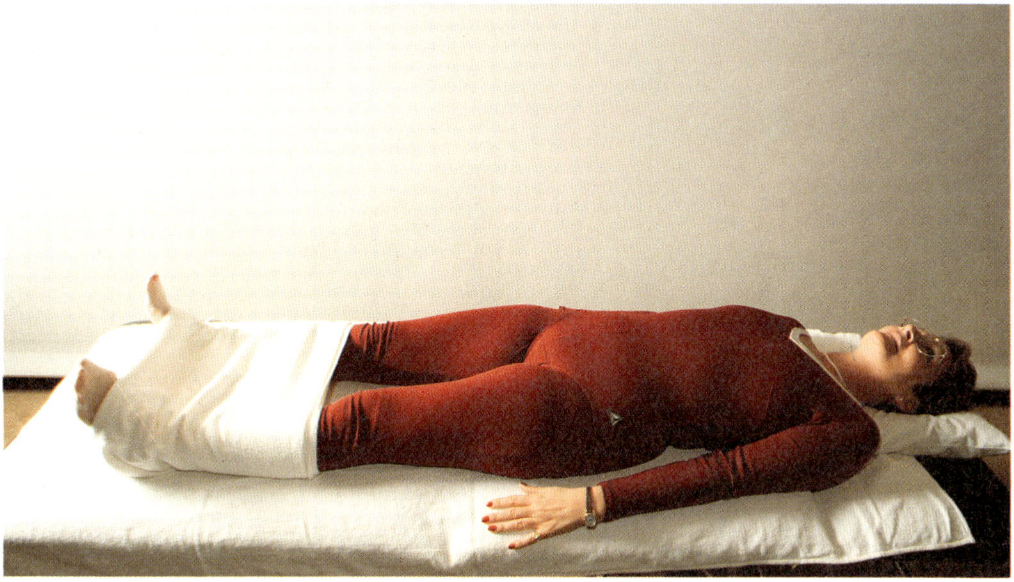

5 - 10 Wiederholungen mind. 6 Sekunden Spannung halten.

Übung 3

Streckung in den Hüftgelenken gegen die Eigenschwere des Beckens.

Wichtig:
Füße in Hüftbreite aufstellen
Kniegelenke ruhig halten (Oberschenkel) bleiben parallel)

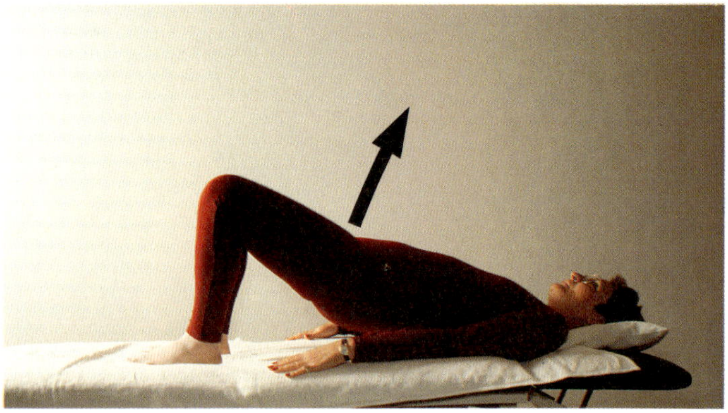

8 - 12 Wiederholungen

3 - 6 Sekunden in der Luft halten.

Übung 4

Aktives Training der Gesäßmuskulatur durch Abheben von Oberschenkel und Kniegelenk von der Unterlage.

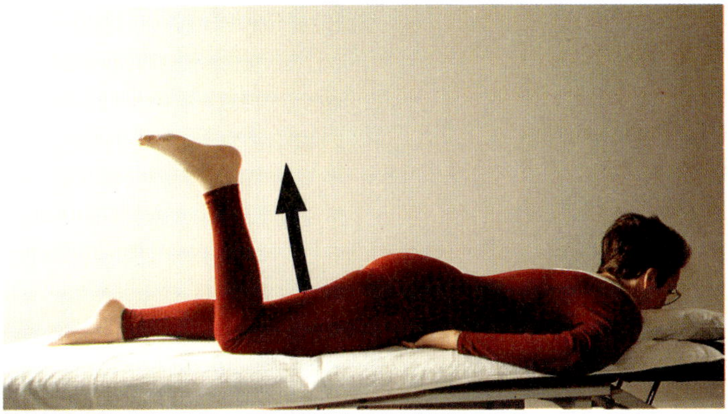

a

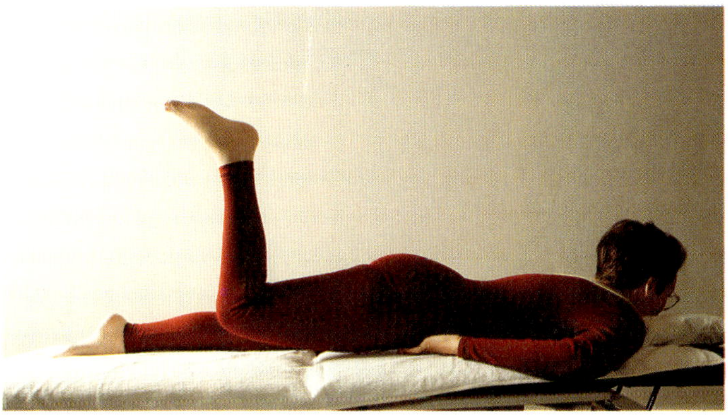

b

Wichtig:

Unterschenkel zeigt senkrecht zur Decke. Becken bleibt auf der Unterlage liegen. (Selbstkontrolle durch unterlegte Hand).

5 - 8 Wiederholungen 3 - 6 Sekunden Bein in Position halten.

Übung 5

Aktives Strecken des Beines kombiniert mit Abspreizen im Hüftgelenk.

Wichtig:
Becken auf der Unterlage liegen lassen.
Fußspitze zeigt immer senkrecht nach unten.
Um eine starke Überstreckung der Lendenwirbelsäule zu vermeiden, ein Kissen unter den Bauch legen. Gute Bauchmuskelspannung aufbauen.

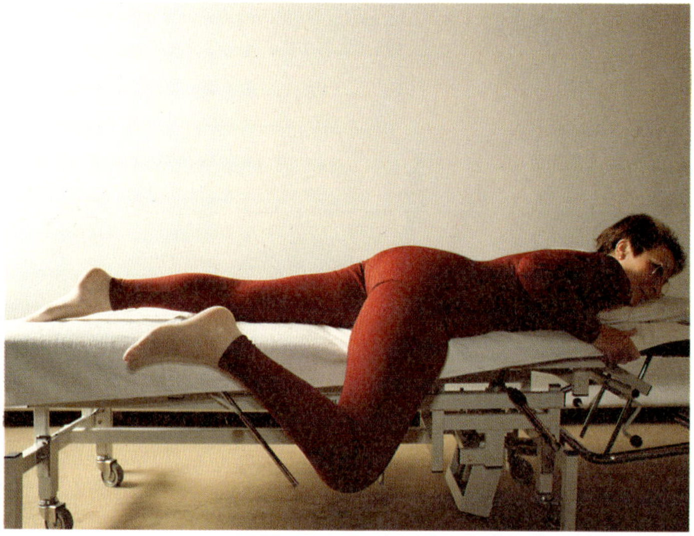

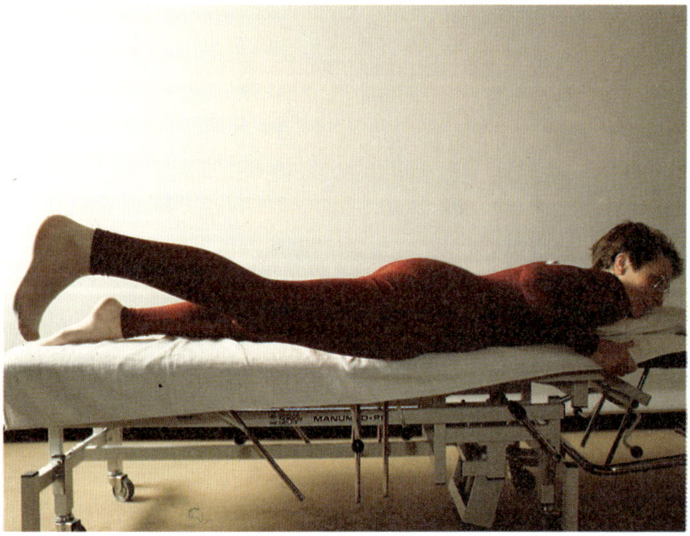

5 - 8 Wiederhol. 3 - 6 Sekunden Bein in gestreckter Abspreizstellung halten.

Übung 6

Aktives Beugen und Strecken im Hüftgelenk aus dem 4-Füßler-Stand.

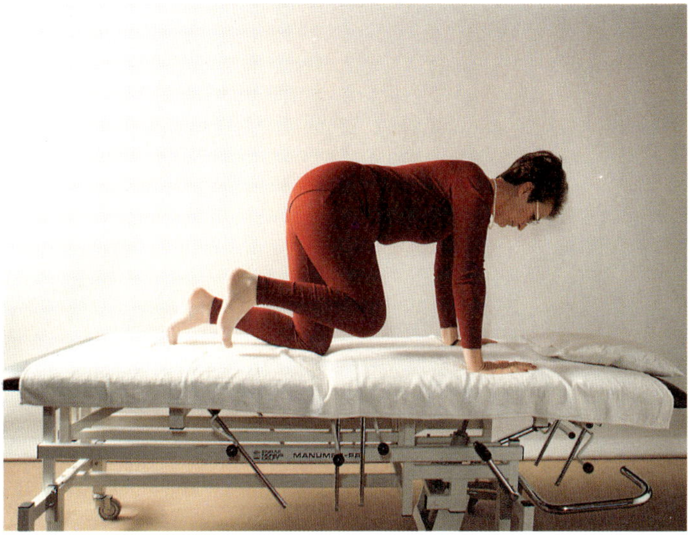

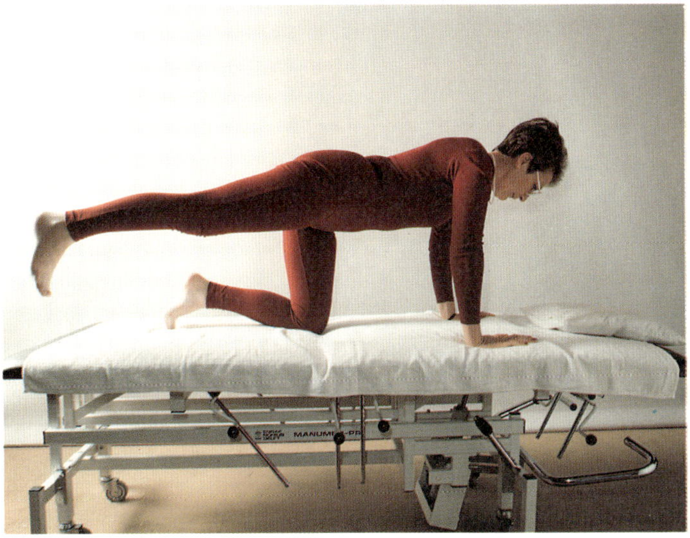

Wichtig:
Das Becken ruhig halten. Möglichst keine Mitbewegung aus der Wirbelsäule.

5 - 8 Wiederholungen im Rhythmus.

Übung 7

Aktives Training der Hüftbeuge- und Kniestreckmuskulatur.

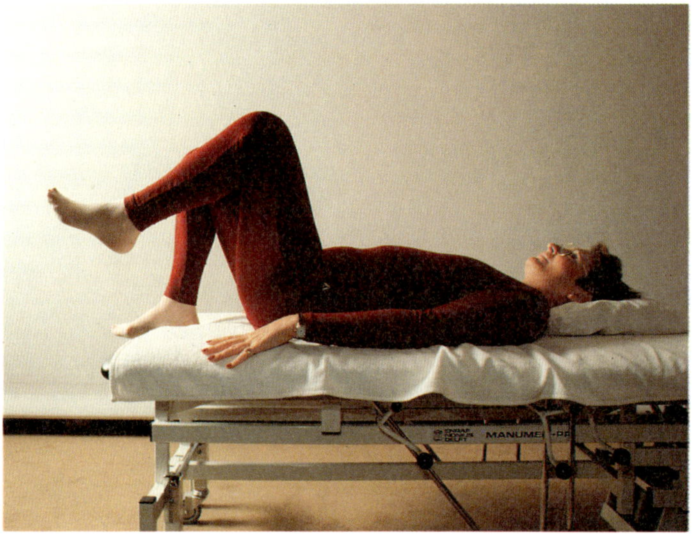

Wichtig:

Die Lendenwirbelsäule bleibt auf der Unterlage liegen. Nur soweit das Kniegelenk strecken, wie das Hüftgelenk in der eingestellten Beugung von ca. 70 ^{0} verbleibt.

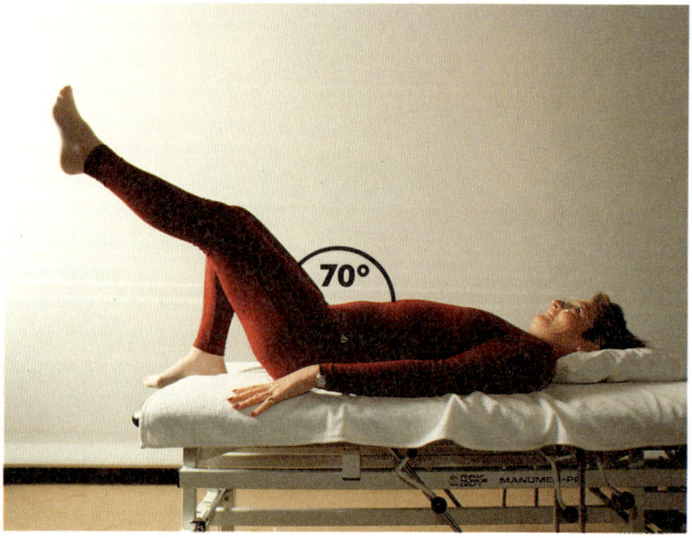

3 - 8 Wiederholungen 3 - 6 Sekunden Bein in Streckstellung halten.

Übung 8
Aktives Training der Hüftbeugemuskulatur (äußerer Anteil).

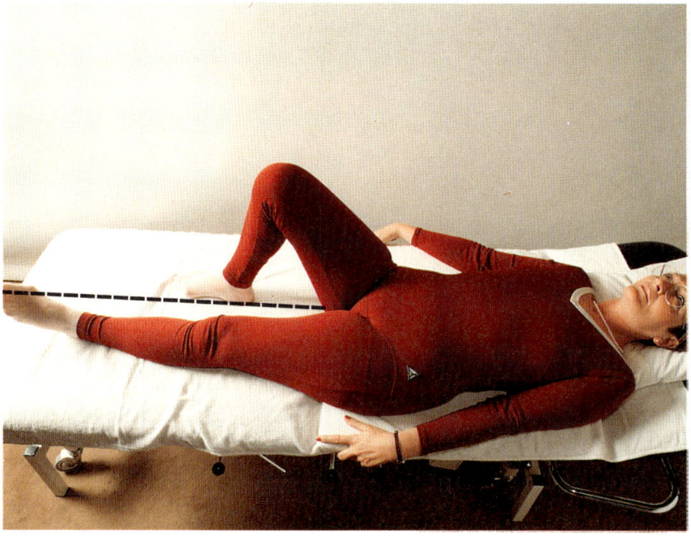

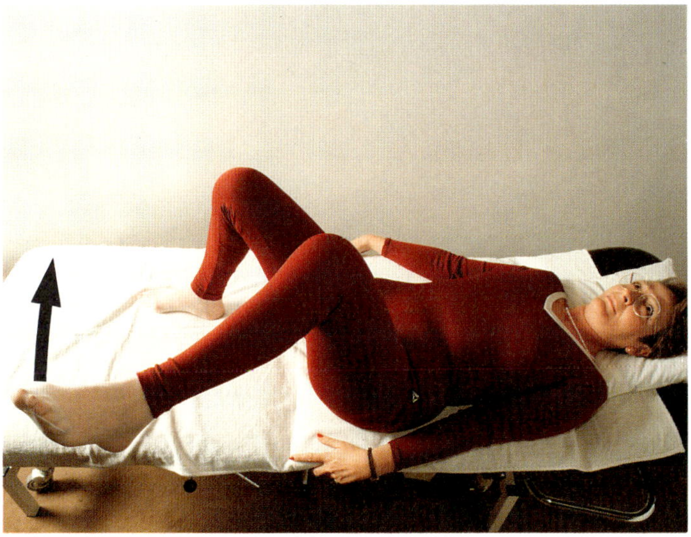

Wichtig:
In der Ausgangsstellung das gestreckte Bein nicht über die Mittellinie (Bild oben) führen und nicht nach außen fallen lassen.
In der Endstellung (Hüftbeugung 70 ^{0}) den Fuß soweit wie möglich nach innen drehen (Ferse zeigt nach außen, Großzehe nach innen).
Breitflächigen Kontakt des Rückens zur Unterlage behalten.

7 - 10 Wiederholungen im Rhythmus.

Übung 9

Aktives isometrisches Training der Anspreizmuskeln

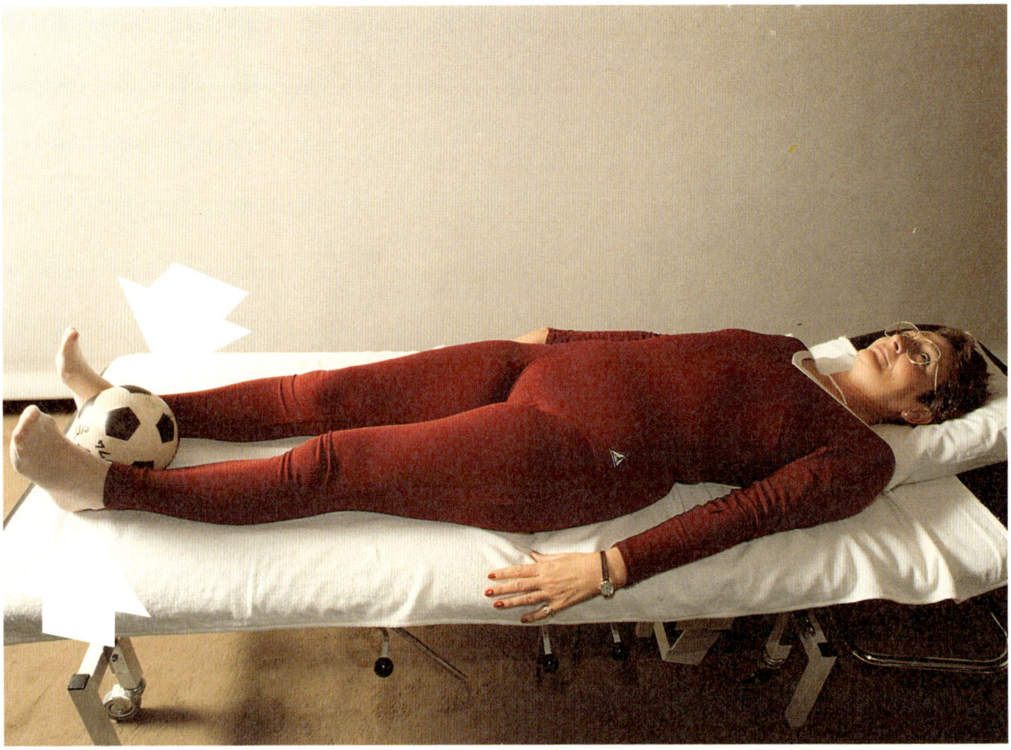

Wichtig:

Kniegelenke maximal durchstrecken.

10 - 12 Wiederholungen

mindestens 7 Sekunden halten.

Übung 10

Aktives Training der Hüftbeugemuskulatur (mittlerer und hinterer Anteil).

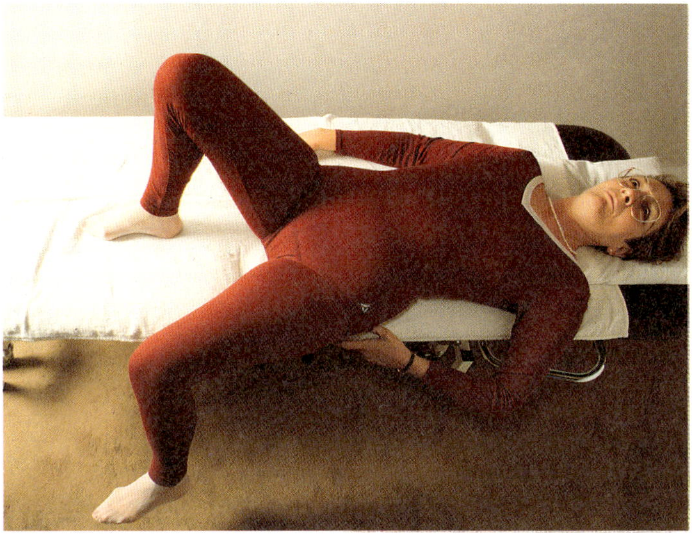

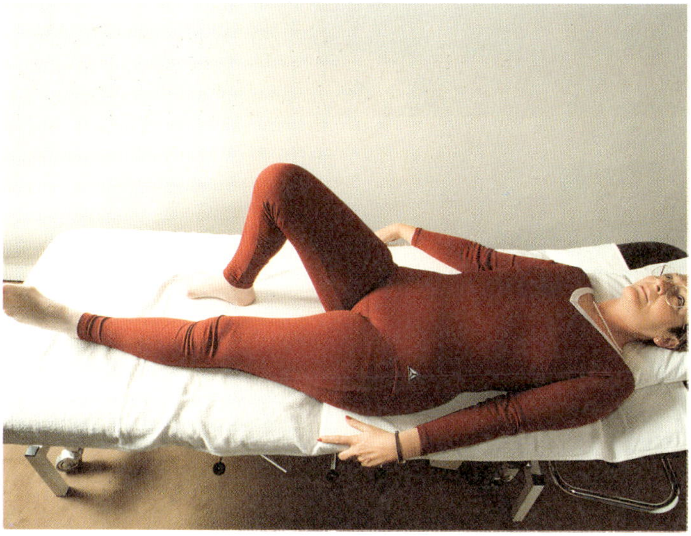

Wichtig:

Ausgangsstellung (Bild oben): Bein steht abgespreizt in der Hüfte gestreckt (bei 90 ^{0} Kniebeugung) neben der Liege. Hochheben des Beines und gestreckt neben das andere Bein ablegen. Wirbelsäule auf die Unterlage drücken.

7 - 10 Wiederholungen im Rhythmus.

Übung 11

Aktives isometrisches Training der Anspreizmuskeln in Hüftbeugung.

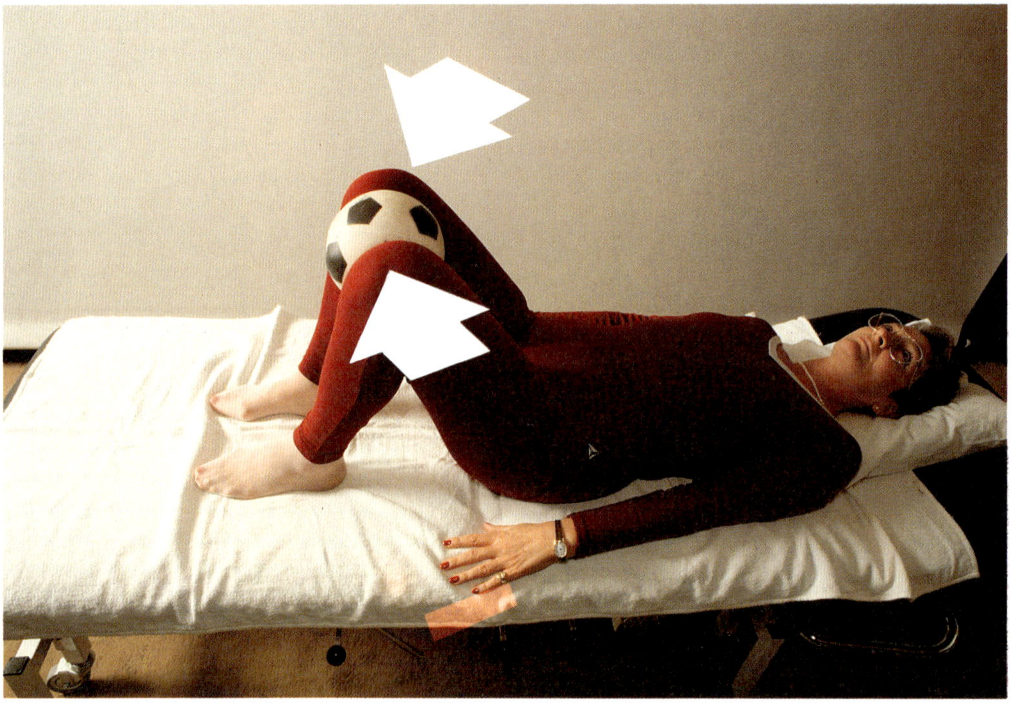

10 - 12 Wiederholungen mindestens 6 Sekunden halten.

Übung 12

Aktives isometrisches Training der Anspreizmuskeln Variation zu Übung 11.

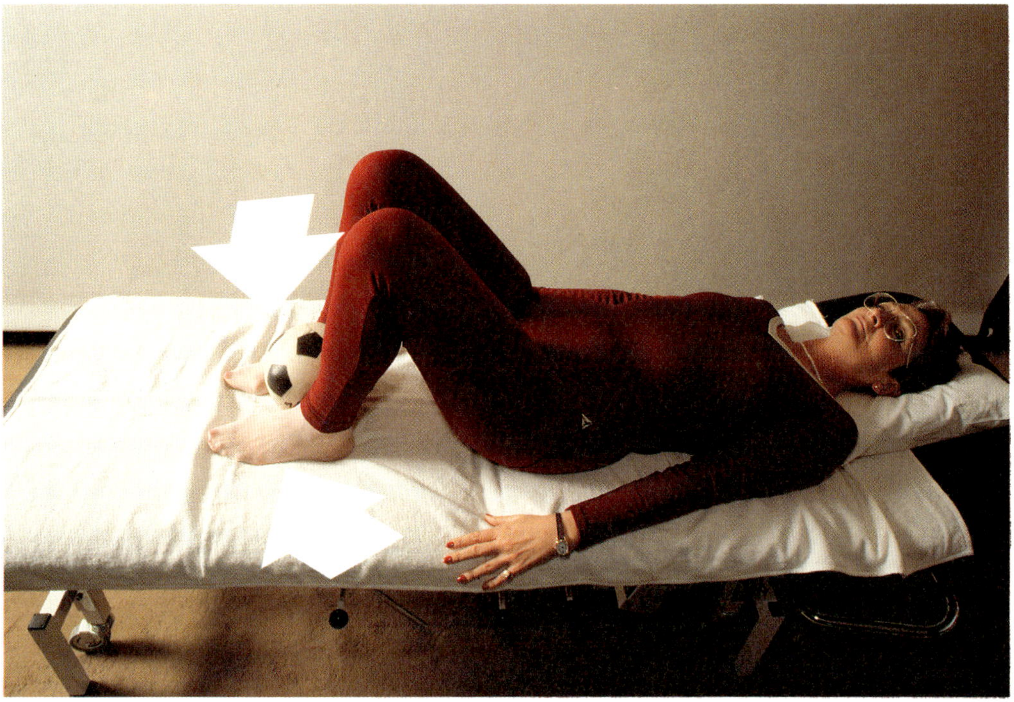

Wichtig:

Kniegelenke bleiben in Ballbreite auseinander.

10 - 12 Wiederholungen mindestens 6 Sekunden halten.

Übung 13

Aktives isometrisches Training der Anspreizmuskeln Variation zu Übung 12.

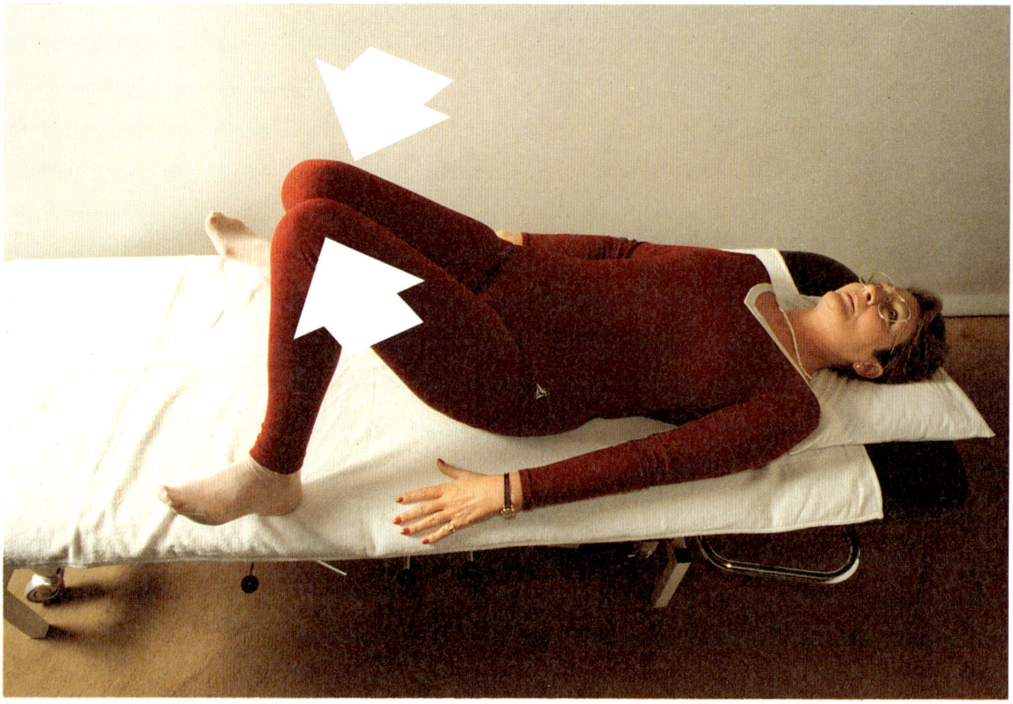

Wichtig:
Kniegelenke berühren sich, Füße stehen in weit möglicher Abspreizung.

10 - 12 Wiederholungen mindestens 6 Sekunden halten.

Übung 14

Aktives Training der Innendrehmuskeln des Hüftgelenkes Ausgangsstellung: Seitenlage auf der nicht operierten Hüfte.

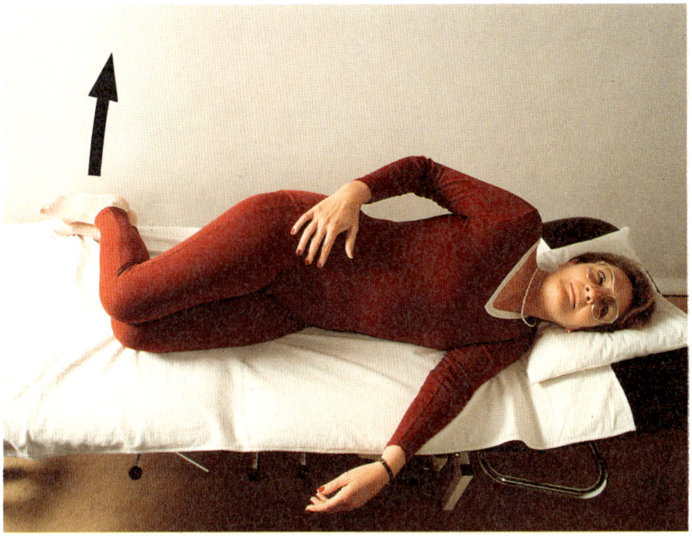

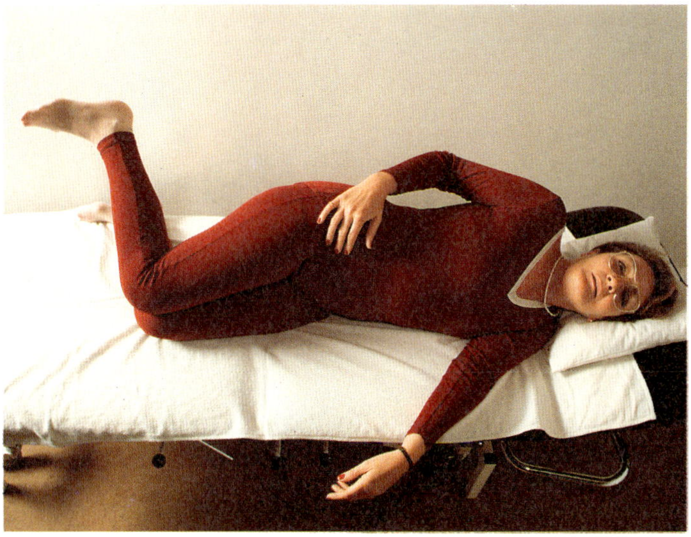

Wichtig:

Oberkörper bleibt gestreckt, Hüft- und Kniegelenke gebeugt (Bild oben)
Becken bleibt liegen und wird nicht nach vorne gedrückt.
Oberschenkel bleiben geschlossen.

7 - 12 Wiederholungen

6 Sekunden halten.

Übung 15

Aktives Training der Innendrehmuskeln des Hüftgelenkes Variationen von Übung 14 bei max. gebeugten Hüftgelenken.

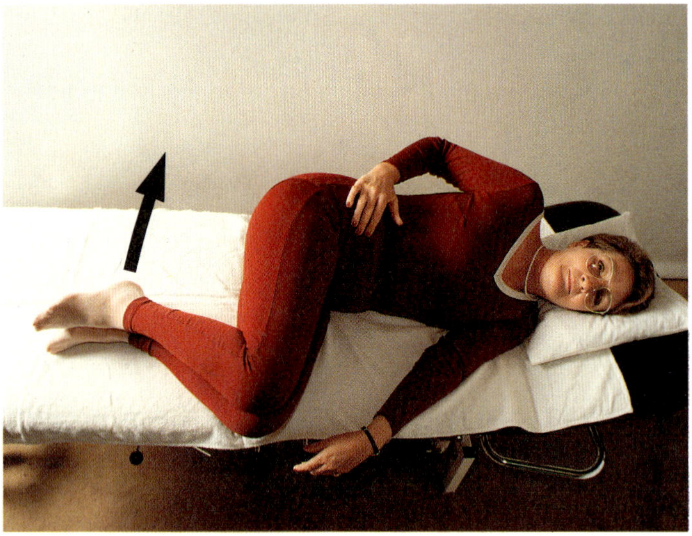

Wichtig:

Oberkörper bleibt gestreckt, Hüft- und Kniegelenke gebeugt (Bild oben)
Becken bleibt liegen und wird nicht nach vorne gedrückt.
Oberschenkel bleiben geschlossen.

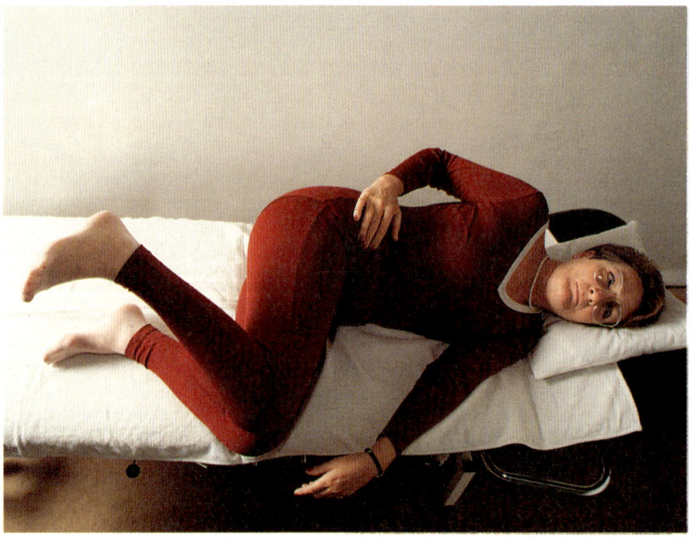

7 - 12 Wiederholungen 6 Sekunden halten.

Übung 16

Aktives Training der Außendrehmuskeln und Abspreizer.

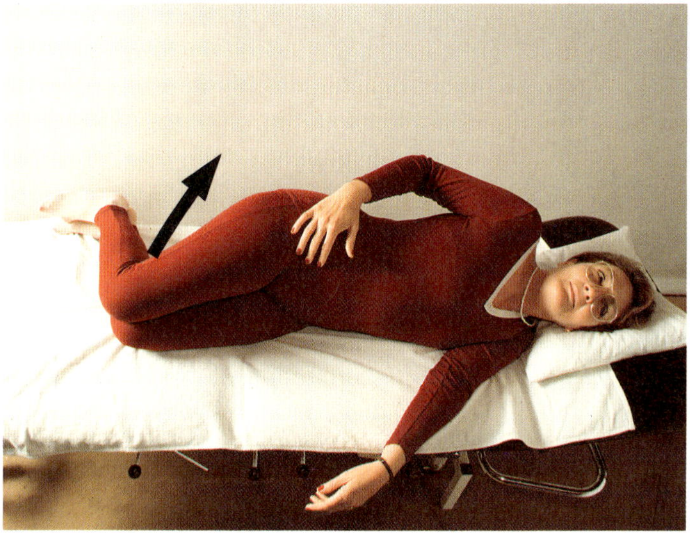

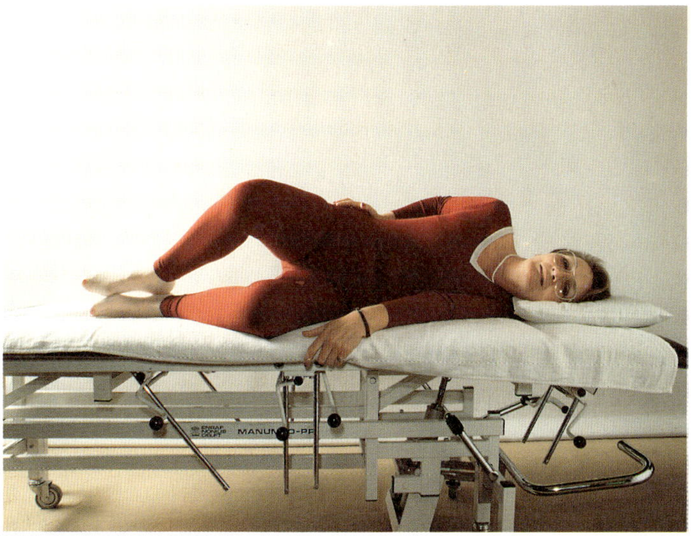

Wichtig:

Oberkörper bleibt gerade - Becken bleibt liegen und dreht nicht nach hinten.

7 - 12 Wiederholungen

6 Sekunden halten.

Teil II

Dehnübungen für die Hüftmuskulatur

Allgemeiner Hinweis:

— Alle Dehnübungen sollten keinen Schmerz **am und im Gelenk** verursachen.

— Erst Kräftigungsübungen durchführen und dann dehnen.

— Der ziehende, muskuläre Schmerz (meist **zwischen den Gelenken**) muß gut tolerierbar sein.

— Während der Dehnungen ruhig und tief durchatmen.

— Während der Dehnung nicht federn, sondern ruhig und stationär in der Dehnstellung verharren.

— Mind. 1 - 2 (3) Min. in der Dehnstellung verharren.

— Immer wieder Stellung korrigieren.

— Sollten während der Dehnung oder danach Schmerzen auftreten oder sich verstärken, dieses unbedingt Ihrem Physiotherapeuten berichten, evtl. fehlerhafte Ausführung der Übung korrigieren lassen.

Übung 1

Dehnung der Beugemuskulatur des Hüftgelenkes.

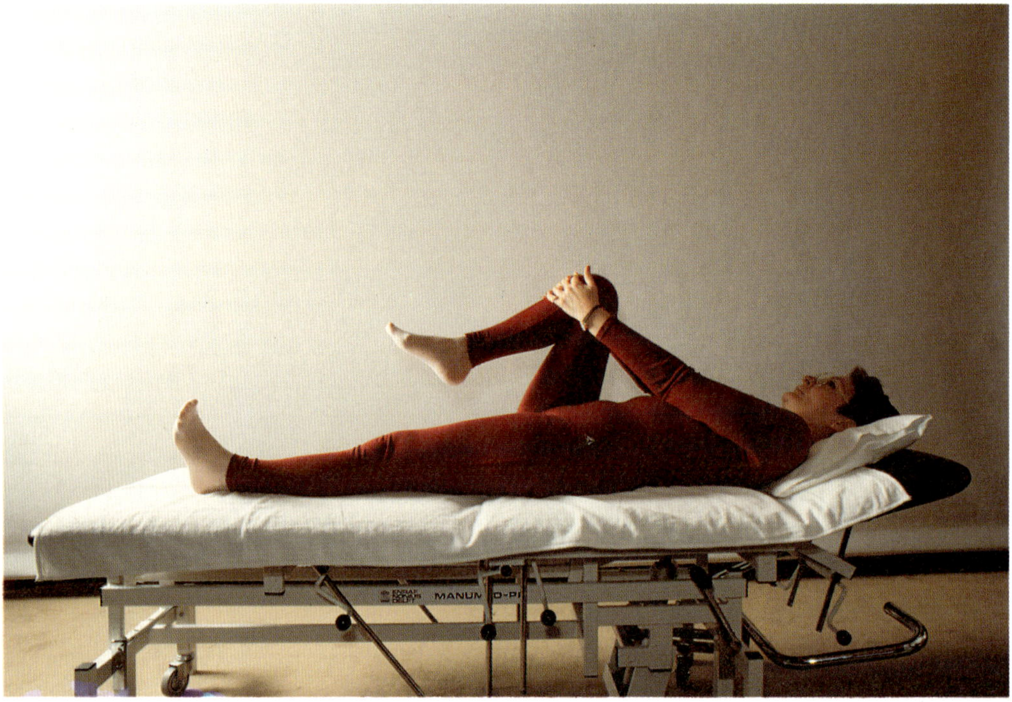

Wichtig:

Gesundes, nicht operiertes Bein mit den Händen maximal anziehen. Operiertes (betroffenes) Bein gestreckt auf eine Unterlage herabdrücken und dabei möglichst großläufigen Kontakt von Ferse, Wade und Oberschenkelrückseite zur Unterlage halten.

Mindestens 1 - 2 Minuten in Dehnstellung verharren.

Übung 2
Variation von Übung 1.

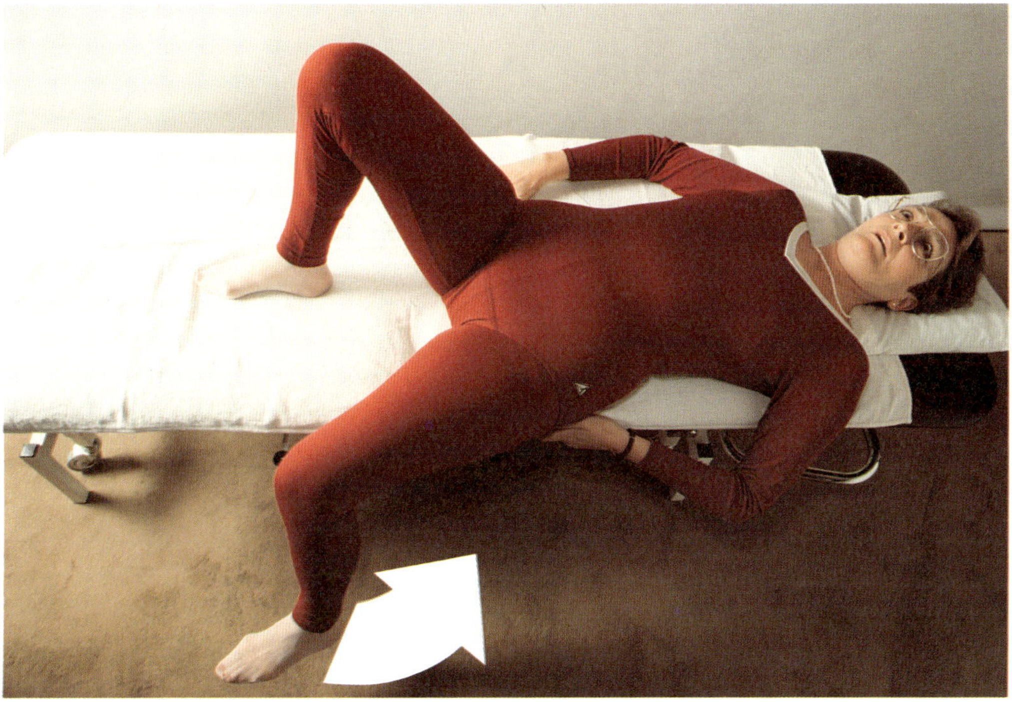

Wichtig:

Unterschenkel hängt im Kniegelenk rechtwinklig von der Liege herab.
Möglichst den Unterschenkel des betroffenen Beines weit unter die Liegefläche ziehen.
Großflächigen Kontakt von Oberschenkel, Gesäß und Rücken zur Unterlage halten.

Bei »Gelenkschmerz« Übung beenden.

Übung 3

Dehnung der Beugemuskulatur der Hüfte bei leichter Abspreizung.

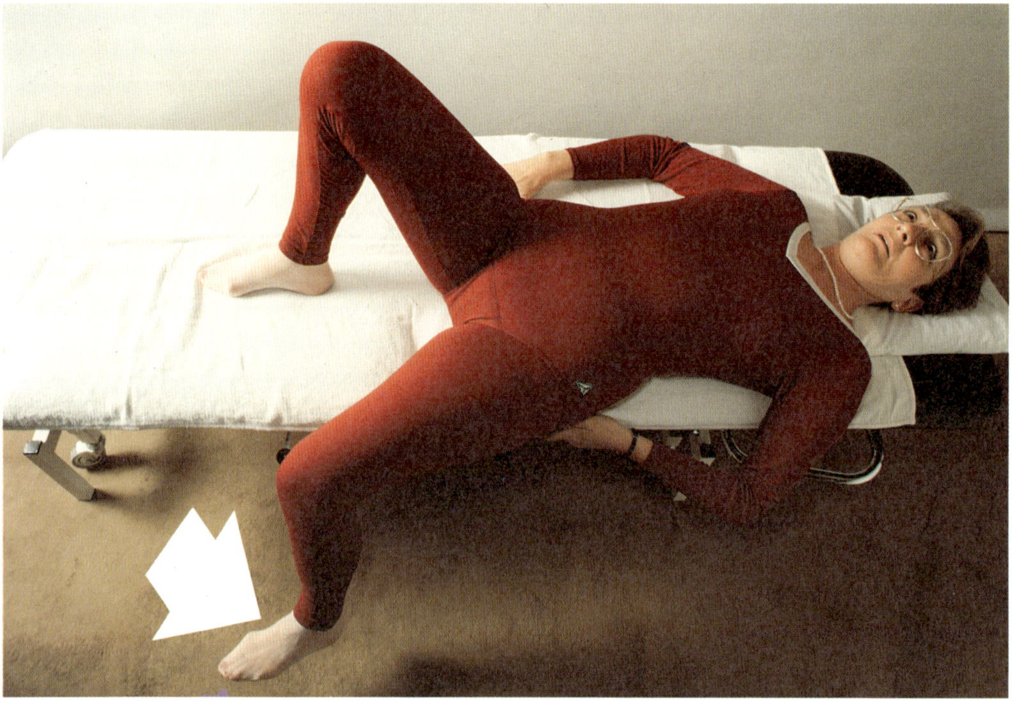

Wichtig:

Unterschenkel hängt im Kniegelenk rechtwinklig von der Liege herab.
Möglichst den Unterschenkel des betroffenen Beines weit unter die Liegefläche ziehen.
Großflächigen Kontakt von Oberschenkel, Gesäß und Rücken zur Unterlage halten.

Mindestens 1 - 2 Minuten in Dehnstellung verharren.

Übung 4

Dehnung der Beugemuskulatur der Hüfte in starker (maximaler) Abspreizung.

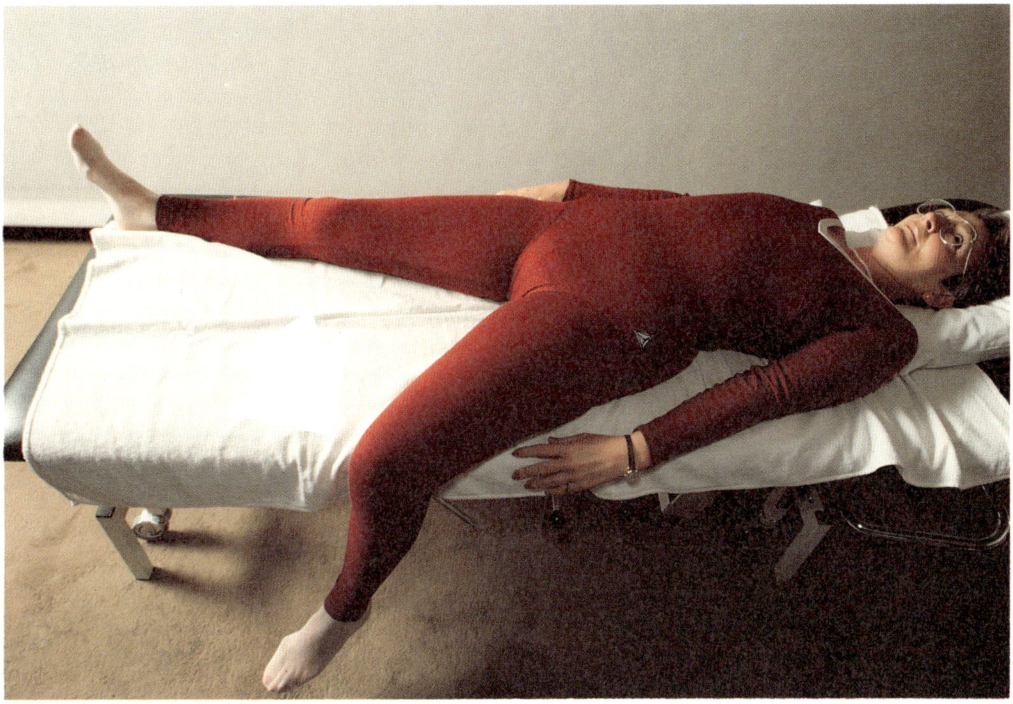

Wichtig:

Unterschenkel hängt im Kniegelenk rechtwinklig von der Liege herab.
Möglichst den Unterschenkel des betroffenen Beines weit unter die Liegefläche ziehen.
Großflächigen Kontakt von Oberschenkel, Gesäß und Rücken zur Unterlage halten.

Bei »Gelenkschmerz« Übung beenden.

Übung 5

Dehnung der Hüftbeugemuskulatur in Bauchlage.

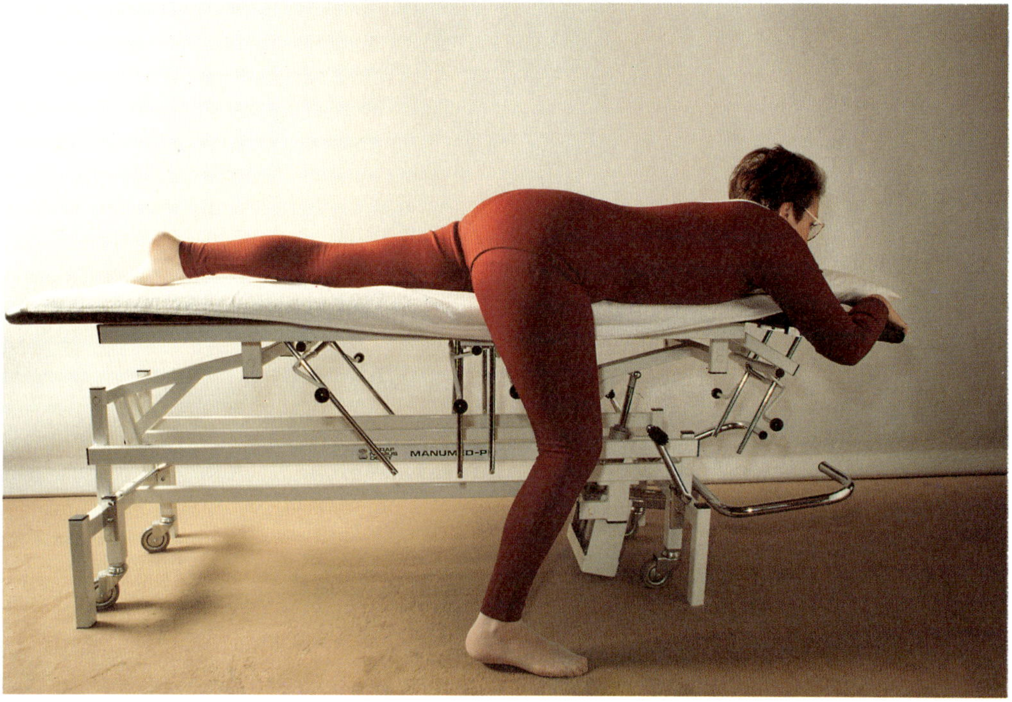

Wichtig:

Beckenseite des betroffenen Beines muß auf die Liege gedrückt werden. Nicht betroffenes Bein möglichst weit nach vorne stellen.

Mindestens 1 - 2 Minuten in Dehnstellung verharren.

Übung 6

Variationen von Übung 5 mit kombinierter Dehnung der Streckmuskulatur des Kniegelenkes.

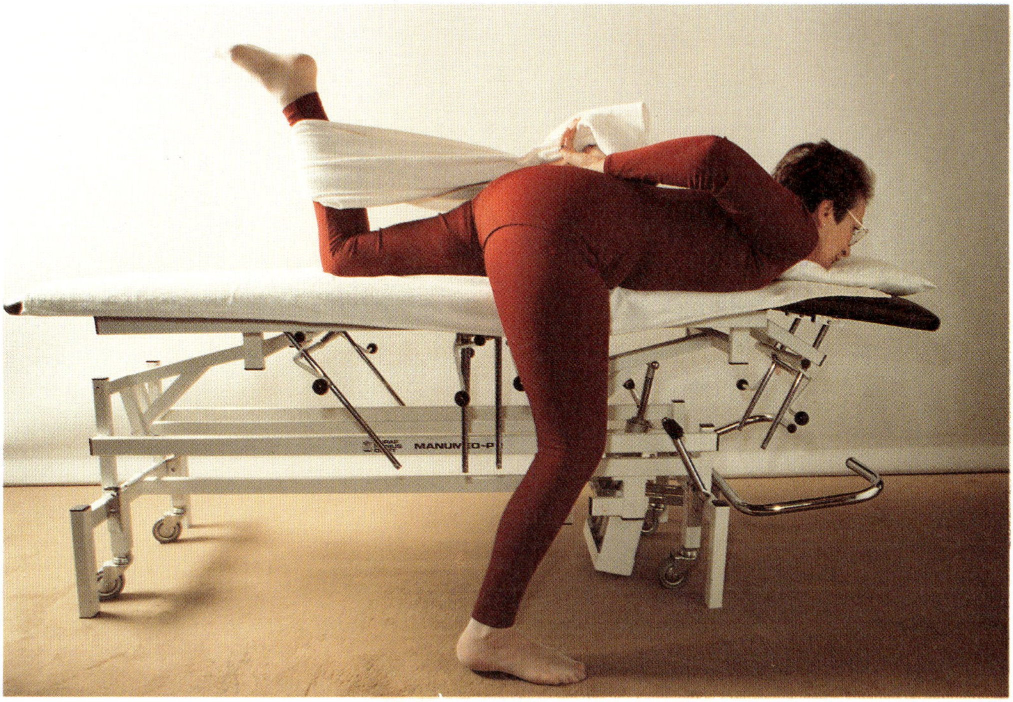

Wichtig:
Oberschenkel und Beckenseite des betroffenen Beines muß auf die Liege gedrückt werden. Nicht betroffenes Bein möglichst weit nach vorne stellen.

Bei »Gelenkschmerz« Übung beenden.

Übung 7

Dehnung der »Streckseite« (Muskulatur und Kapsel) des Hüftgelenkes.

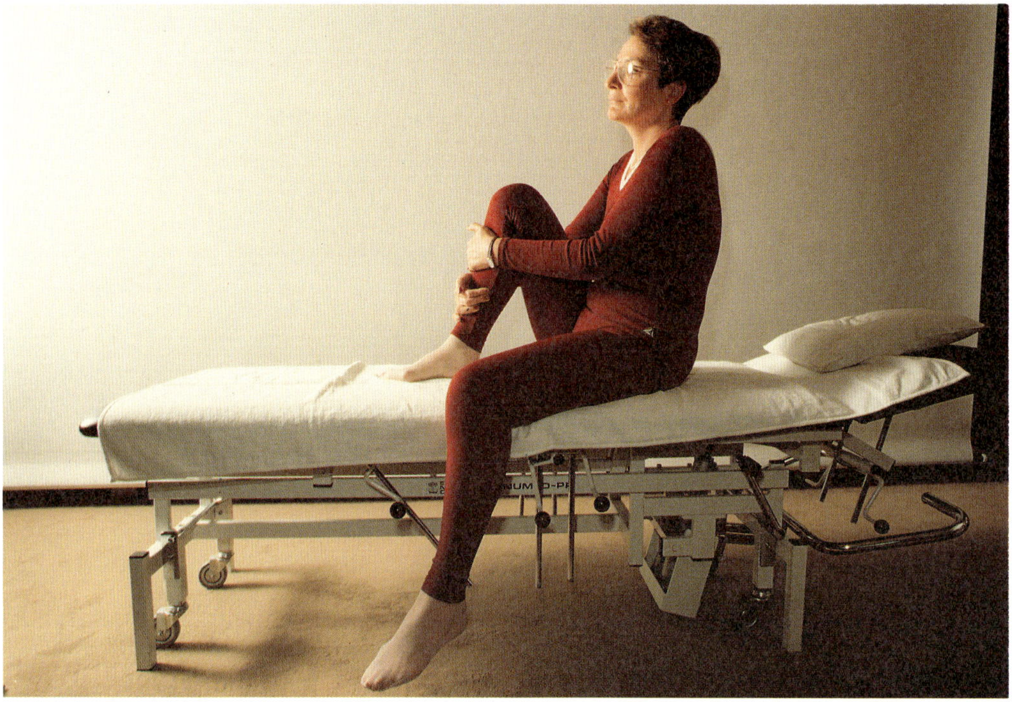

Wichtig:

Wirbelsäule maximal zu strecken versuchen. Betroffenes Bein langsam und gerade zu sich hinziehen, Kniescheibe zeigt dabei immer senkrecht nach oben!

Mindestens 1 - 2 Minuten in Dehnstellung verharren.

Übung 8

Dehnung der »Streckseite« der Hüfte und der Beugemuskulatur des Kniegelenkes.

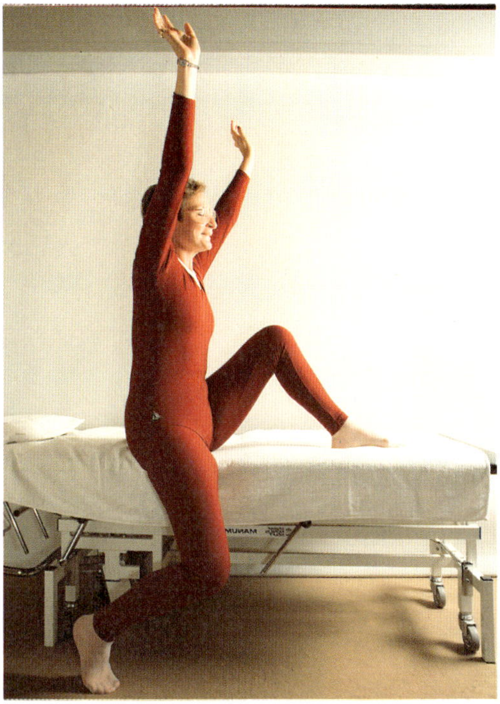

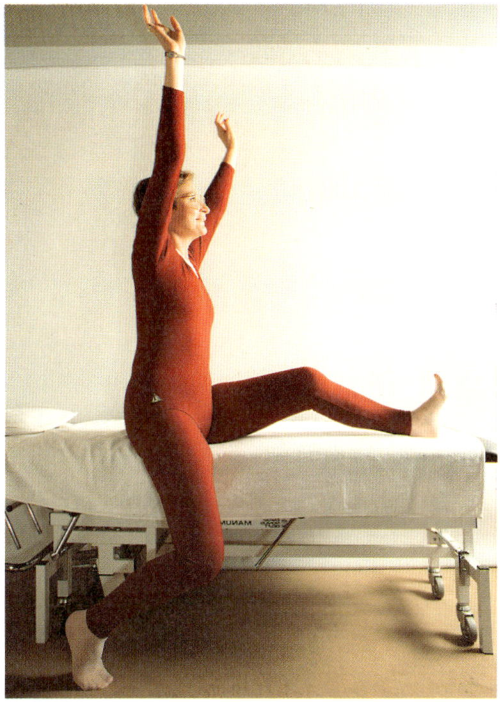

Wichtig:

Wirbelsäule aufrichten, wenn möglich dabei Arme senkrecht nach oben strecken,
Bein langsam durchstrecken.

Kniescheibe zeigt immer senkrecht nach oben.
Fußspitze in der Dehnstellung zu sich hinziehen.

Bei »Gelenkschmerz« Übung beenden.

Übung 9
Dehnung der Hüftanspreizmuskeln (Adduktoren).

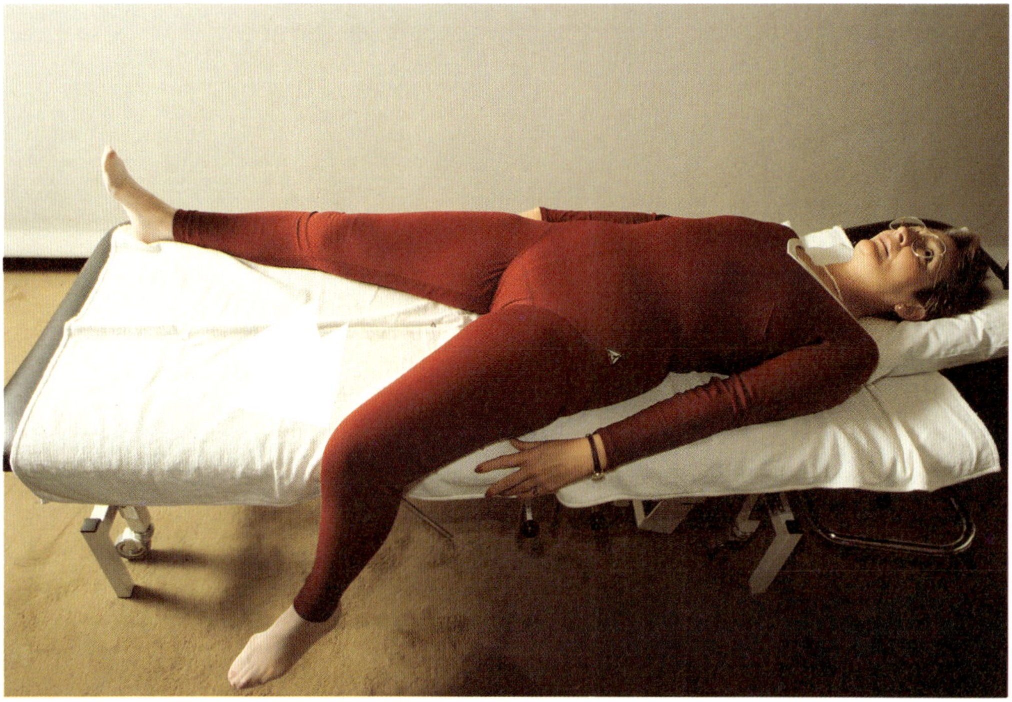

Wichtig:
Betroffenes Bein gestreckt, möglichst weit zur Seite herausschieben, dabei Kniegelenk strecken und die Ferse nach außen drehen.

Mindestens 1 - 2 Minuten in Dehnstellung verharren.

Übung 10

Dehnung der Außendrehmuskeln des Hüftgelenkes.
Ausgangsstellung: Bauchlage

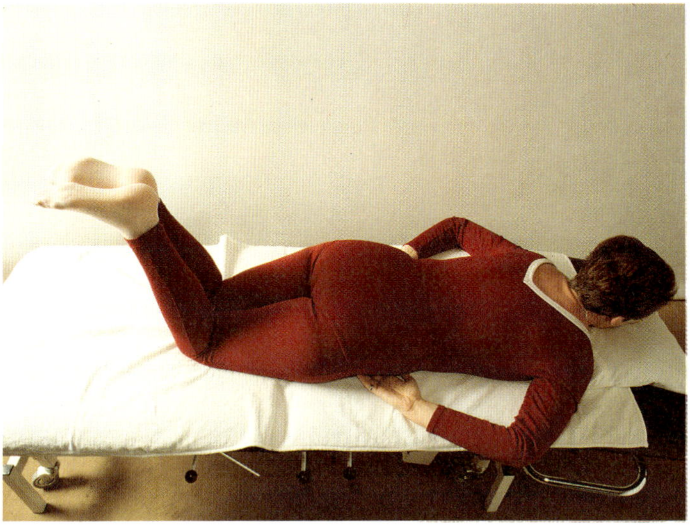

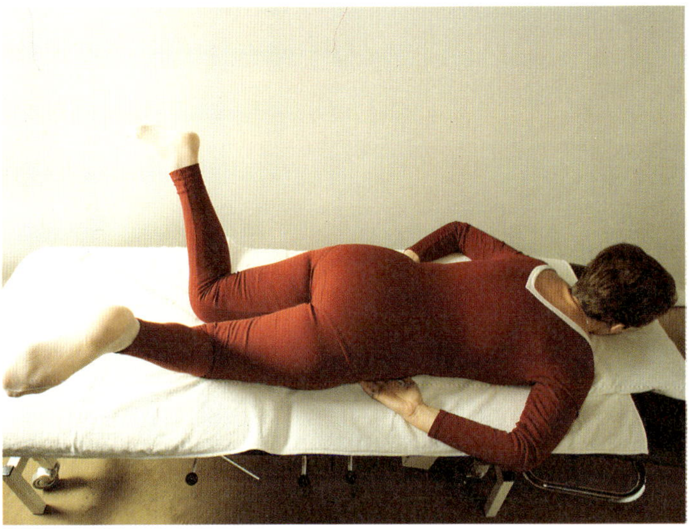

Wichtig:
Beide Beckenseiten werden auf die Unterlage gedrückt; Kniegelenke bis 70 ⁰ Beugung angewinkelt. Seitl. Abkippen der Unterschenkel soweit ohne Schmerzen möglich.

Bei »Gelenkschmerz« Übung beenden.

Teil III

Funktions- / Kombinationsübungen

Beispiele aktiver Übungen zur Kräftigung, Mobilisation und Ökonomisierung der Bewegung in Funktion.

Übung 1

Kräftigung der »Abspreizer« und »Anspreizer« im Sitzen. Eine wichtige Voraussetzung zum ökonomischen Aufstehen.

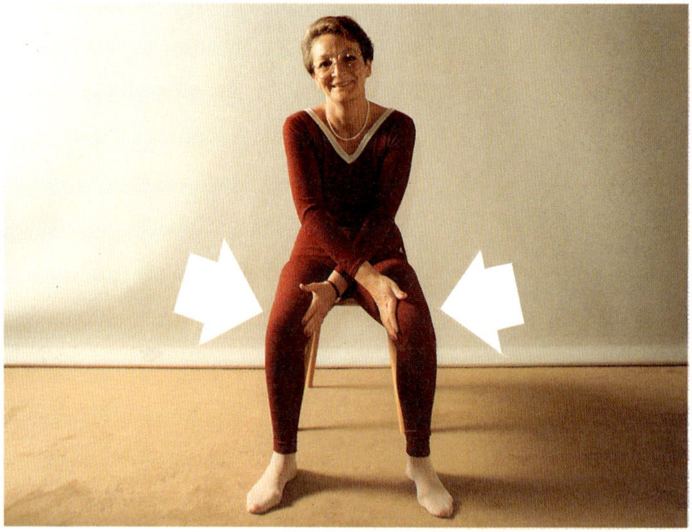

Wichtig:

Zusätzlich während des Aufstehens Gewichtsverlagerung nach vorn und die Füße möglichst weit unter die Sitzfläche stellen. Fersen bleiben am Boden.

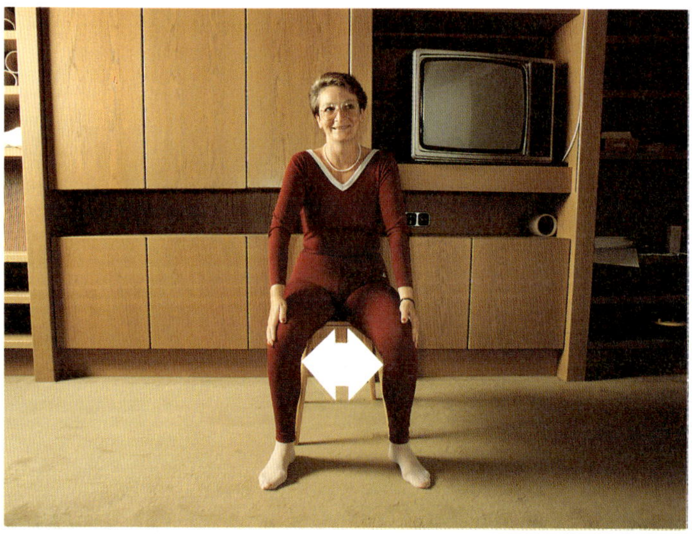

Für Vermerke des Physiotherapeuten:

Übung 2

Kräftigung der »Abspreizer« und »Anspreizer« unter leichtem Druck auf das Gelenk im Liegen.

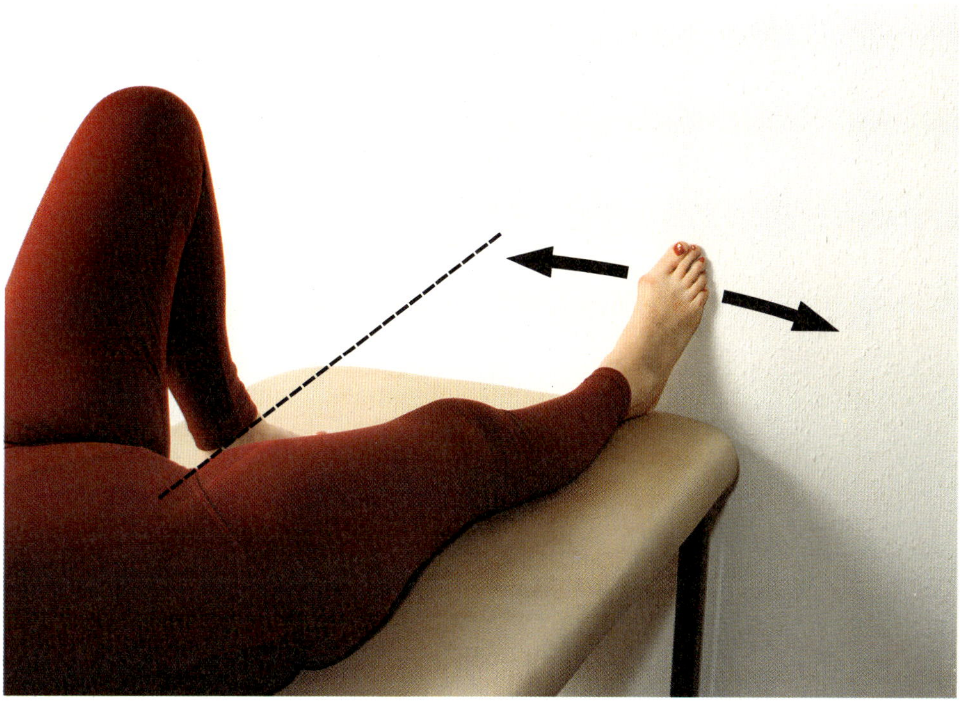

Wichtig:

Fuß hat Wandkontakt, Bewegung des ganzen Beines nach rechts und links. Fußspitze zeigt nach oben und Oberkörper ist gespannt. Nicht über die Mittellinie in die Anspreizung gehen.

Für Vermerke des Physiotherapeuten:

Übung 3

Kräftigung der »Abspreizer« und »Anspreizer« im Stehen.

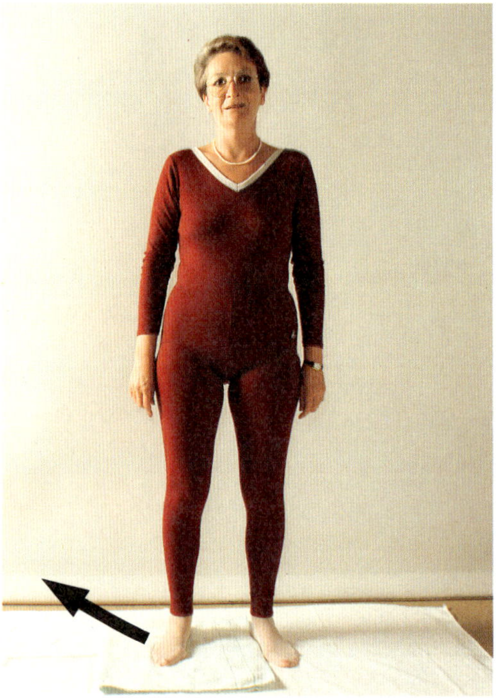

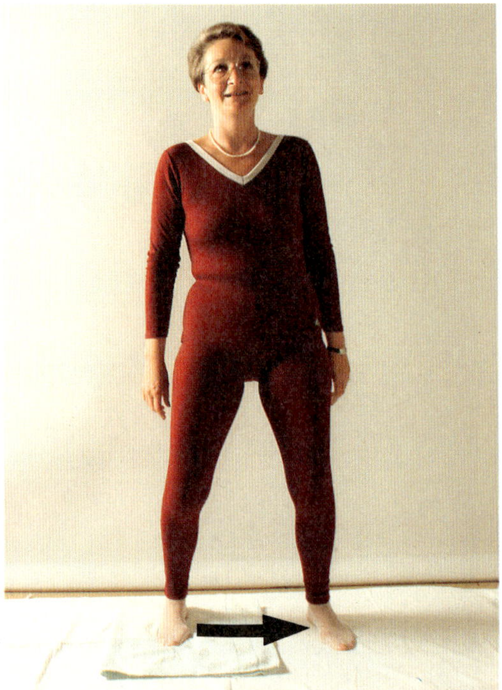

Wichtig:

Oberkörper bleibt gerade (nicht über das Standbein wegschieben). Fußspitze zeigt nach vorne.

Möglichst reibungsarmen Untergrund zum Verschieben des Handtuches verwenden.

Für Vermerke des Physiotherapeuten:

Übung 4
Kräftigung der »Streckerkette«.

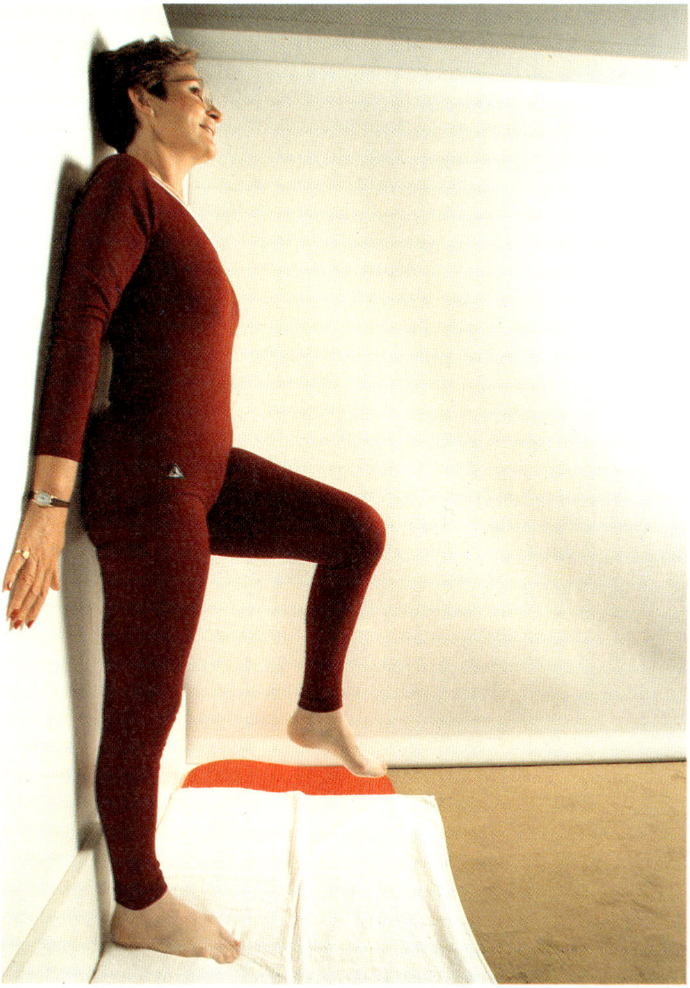

Das operierte Bein ist Standbein, Ferse und Gesäß haben Kontakt zur Wand. Zusätzlich widerlagert der Oberkörper mit den Schulterblättern, den Armen und dem Kopf an der Wand. Langsam das andere Bein maximal heben ohne die Spannung im Oberkörper zu verlieren. Nicht den Oberkörper nach rechts oder links neigen (Vorbereitung zum Stand und Gehen mit großen Schritten, z. B. über Hindernisse, wie Treppe oder Bordsteinkante).

Modifikation: Das betroffene Bein anbeugen, sonst gleiche Ausführung.

Übung 5

Dynamische Kräftigung der Streckmuskulatur des betroffenen Beines.

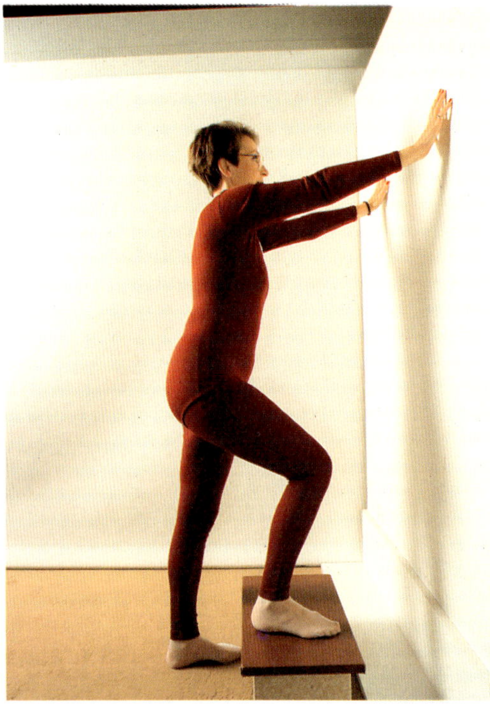

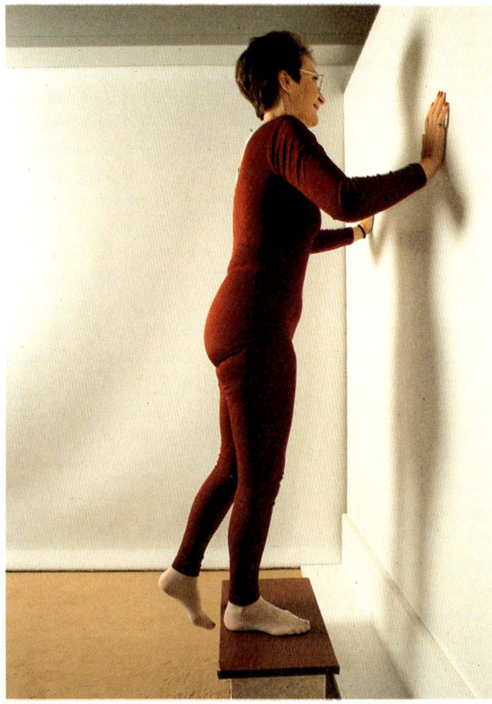

Wichtig:

Möglichst aufrechte Körperhaltung einnehmen und unter Beibehalten den Körper langsam nach oben bringen.

Für Vermerke des Physiotherapeuten:

Übung 6

Dynamische Kräftigung der Streckmuskulatur aus tiefer Hochstellung.

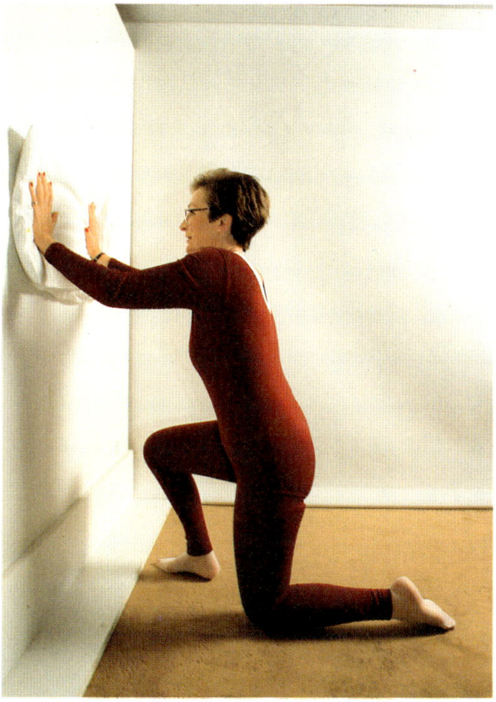

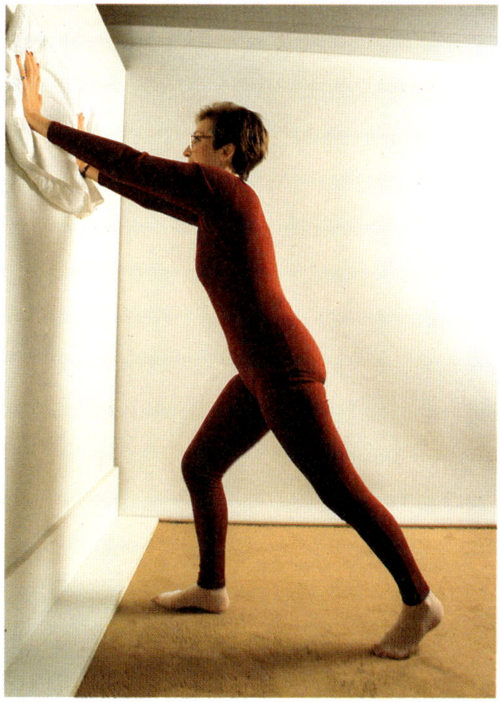

Es ist sinnvoll, die Übung zuerst knieend auf dem betroffenen Bein durchzuführen und alle Komponenten der aufrechten Körperhaltung und der richtigen Gewichtsverlagerung nach vorne zu erspüren.

Später, wenn die Bewegungsfähigkeit der betroffenen Hüfte und auch die Kraft ausreicht, das betroffene Bein nach vorne stellen. Über das Kniegelenk mit Vorneige und ohne Ausweichen des Oberkörpers nach rechts oder links sich mit den Armen zu einem Zielpunkt nach oben schieben.

Wichtig:

Kniegelenk muß über dem Fußgelenk stabilisiert werden.

Für Vermerke des Physiotherapeuten:

Totalendoprothese und Sport

Eine sportliche Betätigung hat für den Patienten mit einem Kunstgelenk mehrere Vorteile:

1. Durch sportliche Betätigung wird die Muskulatur über dem Gelenk gekräftigt bzw. ein weiterer Muskelschwund aufgehalten. Die zentrische Führung des Kunstgelenkes wird optimiert, und Krafteinwirkungen auf das Kunstgelenk durch eine muskuläre Gegenspannung (Stoßdämpferfunktion) gemildert.
2. Durch die bessere aktive muskuläre Stabilisierung wird das Kunstgelenk vor exzentrischen Fehlbelastungen geschützt. Dadurch werden Schäden an der Knochenzementgrenze oder Knochen- / Prothesenschaft- / Pfannengrenze vermieden, und so das Eintreten einer Lockerung verhindert.
3. Die sportliche Betätigung fördert, in der Gruppe betrieben, den Kontakt zum Mitmenschen, erhöht die positive Einstellung zur eigenen Leistungsfähigkeit und damit die Lebensfreude und führt zu einer bejahenden Lebenseinstellung. Dadurch wird dem Gefühl behindert zu sein entgegengewirkt.

Welche Sportarten sind für Endoprothese-Patienten im allgemeinen günstig:

1. Sportarten ohne große Stoßbelastungen für das Kunstgelenk (verboten sind z. B. Sprünge aus einer Höhe von mehr als 30 cm, die durch das andere Bein oder eine stützende Hand nicht abgefedert werden).
2. Sportarten, die dem Gelenk keine extremen Bewegungsausschläge abverlangen, die keine abrupten Bewegungsänderungen bedingen.
3. Sportarten, mit gleichmäßigen, fließend rhythmischen Bewegungen und geringem Kraftaufwand auf das Gelenk.

Sportarten im einzelnen

1. Laufen:

Laufen oder schnelles Gehen auf flachem, ebenem Boden in einem übersichtlichen Gelände sind bei geeignetem, gut stützendem Schuhwerk zu empfehlen. Diese Art der Fortbewegung liegt nicht über der der Alltagsbelastung eines Kunstgelenkes. Eine gut trainierte Muskulatur ist der beste Schutz für das Kunstgelenk. Deshalb sollte nie in eine muskuläre Ermüdung hineingelaufen werden. Laufen im Intervall z. B. 2 Minuten leichtes Traben, 1 Minute erholendes Gehen, mehrfach wiederholt, ist zu empfehlen. Grundsätzlich muß gelten:
Am Ende der Belastung darf eine muskuläre Ermüdung / Schwäche nicht empfunden werden.

2. Wandern:

Wandern ist grundsätzlich zu empfehlen. Dabei ist die Ausrüstung mit einem guten fuß- / -gelenkstützendem Schuhwerk angezeigt. Das Gelände sollte eben sein, allenfalls leicht hügelig. Bei Bergwanderungen ist das stetige Bergangehen die muskulär besser kontrollierte Bewegung, das Bergabgehen bei muskulärer Ermüdung mit Aufsetzen des Beines in Streckstellung eine ungünstige Belastung für das operierte Gelenk. Wenn Bergwanderungen unternommen werden, sollte im Idealfall eine solche Route ausgesucht werden, die eine mechanische Abstiegshilfe (Kabinenbahn, Sesselbahn, Abtransport mit PKW) ermöglicht.

3. Ballsport:

Generell sind solche Sportarten ungeeignet, (das sind praktisch alle Ballsportarten: Fußball, Handball, Faustball, Volleyball, Basketball) die durch Kontakt zum Gegenspieler oder technisch hochdifferenzierte Ausführung der Sportart die Verletzungsgefahr erhöhen können. Sportarten mit vermehrter Sprungbelastung sollten unterbleiben.

4. Tennis

Das Tennisspiel ist als bedingt geeignet anzusehen, wenn diese Sportart vor der durchgeführten Operation schon über Jahre betrieben wurde und somit ein ökonomisches Bewegungsmuster vorherrscht. Abrupte Gelenkfehlbelastungen sind dabei jedoch zu vermeiden. Grundsätzlich sollte das Doppelspiel als nicht so laufintensives Spielen dem Einzelspiel vorgezogen werden. Gelenkgünstigere Bodenbeschaffenheiten wie Asche oder Kunststoff mit pulverisierter Tartanbeschichtung sollten bevorzugt werden. Das Spielen auf Filzböden bei Tragen von Tennisschuhen mit Profilsohlen, die in hohem Maße Reibungskräfte absorbieren, ist zu unterlassen.

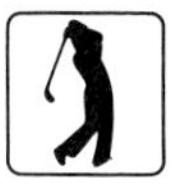

5. Golfsport:

Die Bewegungen, die bei korrekter Schlagtechnik auf das operierte Gelenk einwirken, können durch geringe Umstellung und Haltungskorrektur so geändert werden, daß das Golfspiel mit dieser Einschränkung empfohlen werden kann. Das Gehen im Gelände ist etwa dem Wandern zu vergleichen.

6. Tischtennis:

Diese Sportart ist als bedingt geeignet anzusehen, wenn sie unter kunstgelenkschonenden Aspekten betrieben wird. Das heißt keine großen Ausfallschritte oder abrupten Bewegungsänderungen an der Platte.

7. Wassersport:

Schwimmen ist als uneingeschränkt geeigneter Sport für Endoprothese-Patienten anzusehen. Vorausgesetzt, daß die Kunstgelenksanteile in anatomisch gerechter Stellung zueinander implantiert sind, ist jede Bewegung des operierten Beines ein muskulär kontrollierter und gesteuerter Bewegungsablauf, was bedeutet, daß eine zentrierte Bewegung im Kunstgelenk stattfindet. Damit sind sämtliche Bewegungen ein ideales Training für die hüft- und kniegelenksüberschreitende Muskulatur. Durch die Auftriebskräfte des Wassers einerseits und die Komplexbewegungen andererseits stellt das Schwimmen eine ideale Trainingsform für Kunstgelenksträger dar.

Rudern:

Es zählt zu den weniger geeigneten Sportarten. Das Sportrudern in Booten mit Rollsitzen sollte bei der relativ schwierigen Handhabung des Gerätes (Gleichgewichtsprobleme) nicht mehr aufgenommen werden. Hingegen darf ein Heimtrainer als Rudergerät eingesetzt werden, wenn dabei ein übermäßiges Beugen (mehr als 90 ^{0}) in der operierten Hüfte unterbleibt.

Segeln:

Auf die Ausübung in kleinen Schiffen, sollte verzichtet werden, da durch die räumliche Beschränkung im Boot Extrembewegungen der operierten Hüfte abverlangt werden. Dieses trifft nicht für Großschiffe zu. Doch ist hier auf rutschfestes Schuhwerk zu achten, um die Sturzgefahr zu verringern.

Wasserski ist für die Endoprothese-Patienten verboten.

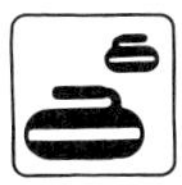

8. Wintersportarten

Eislaufen:

ist für einen Kunstgelenksträger absolut ungeeignet. Selbst bei gutem Gleichgewichtsempfinden und Koordinationsvermögen ist die Gefahr zu groß, durch andere zu Fall gebracht zu werden.

Curling:

Auch diese Sportart ist für Träger von künstlichen Hüft- oder Kniegelenken ungeeignet, da sie eine extreme Beugung für Hüft- und Kniegelenk in der Ziel- und Schubphase des Steines beinhaltet.

Eisstockschießen:

Diese Sportart ist als bedingt empfehlenswert einzustufen. Bei korrekter Technik ist eine extreme Beugung im Hüftgelenk und teilweise im Kniegelenk bei Abschießen des Eisstockes nötig. Hierbei sind Muskelkräfte aufzubringen, die das Gelenk nur unzureichend schützen. Wenn auf diese Sportart nicht verzichtet werden kann, sollte sie aus dem Stand oder nur mit 1 - 2 Schritten Anlauf durchgeführt werden.

Abfahrtskilauf:

Über Jahrzehnte geübte Skifahrer können auch mit ihrem Kunstgelenk Abfahrten wagen, wenn sie Piste und Skigerät sicher kontrollieren können. Es sollte wegen der besseren Dreheigenschaften ein kürzerer Ski gewählt werden als vor der Operation. Desweiteren sollte nur auf bekannten und gepflegten Pisten gefahren werden.

Skilanglauf:

Langlauf ist dann empfehlenswert, wenn auch hier Vorerfahrungen bestehen und ein gutes Gleichgewichtsempfinden und ein intaktes Koordinationsvermögen für den Bewegungsablauf vorhanden ist. Sollte auch nach der Operation eine höhergradige Bewegungseinschränkung im Kunstgelenk verbleiben, ist aufgrund des unrhythmischen Bewegungsablaufes vom Langlauf abzuraten. Wegen der erhöhten Sturzgefahr sind Loipen im hügeligen Gelände (Abfahrten!) zu meiden.

9. Bowling / Kegeln:

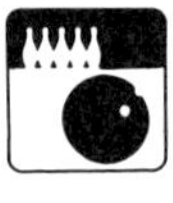

Beide Sportarten sind nur bedingt empfehlenswert. Das korrekte Plazieren der Kugel auf der Bahn setzt eine extreme Hüft- und Kniebeugung voraus. Diese Sportarten sind nur dann zu vertreten, wenn ein guter muskulärer Schutz für das Kunstgelenk vorliegt, ein entsprechendes Bewegungsausmaß besteht und die Bewegungsabläufe durch jahrelanges Training vor der Operation exakt beherrscht werden.

Gewichtheben / Krafttraining:

Eine kräftige und gute funktionierende Muskulatur ist der beste Schutz für das Kunstgelenk. Dabei sollte jedoch darauf geachtet werden, daß nur an solchen Geräten gearbeitet wird, die Bewegungen im operierten Gelenk nur um eine Bewegungsachse ermöglichen, um ein plötzliches ungewolltes Ausweichen in eine ungewünschte Richtung zu verhindern. Dabei sollten dem Bein höchstens Gewichtsbelastungen zugemutet werden, die $1/5$ bis $1/4$ des Körpergewichtes betragen. Sämtliche Bewegungen um eine Bewegungsachse sind muskulär kontrolliert, langsam in Hin- und Rückbewegung auszuführen! Abruptes Zurückschnellenlassen des Gewichtes bei fehlender Muskelarbeit des Beines ist strikt untersagt.

Radsport:

Das Radfahren ist eine der besten Sportarten für die hüft- oder kniegelenksüberschreitenden Muskelgruppen. Es trainiert sie rhythmisch und gleichmäßig. Wenn Sie bis kurz vor dem operativen Gelenkersatz Fahrrad gefahren sind und ein gutes Gleichgewichtsempfinden und Koordinationsvermögen besitzen, ist diese Sportart zu empfehlen. Bei Geländewahl sollten zu starke Steigungs- oder Gefällestrecken gemieden werden. Für solche Patienten, die das Fahrradfahren vor der Operation nicht mehr ausgeübt haben, bietet sich ein Standfahrrad (Ergometer) an. Es ist darauf zu achten, daß die Pedale des Standfahrrades fließend rund bewegt werden und dem operierten Bein keine zu hohen Pedaldrücke zugemutet werden.

Reiten:

Dieser Sport verlangt dem Hüftgelenk Bewegungen ab, die nur als »fraglich geeignet« angesehen werden können (verstärkte Außendrehbewegung und starkes Abspreizvermögen). Aus diesem Grunde scheidet er für die meisten Kunstgelenkträger somit aus.
Ausnahme: Patienten die über Jahrzehnte bis kurz vor Operationszeitpunkt geritten sind, sollten mit der nichtoperierten Seite (Steigbügelbein) aufsitzen und stets eine gute muskuläre Kontrolle über ihre Sitzhaltung haben. Scharfe Geländeritte mit gehäuften Tempo-/Gangartwechseln sind zu unterlassen. Fehlen all diese Voraussetzungen sollte der Sport nicht mehr betrieben werden.

Notizen des Operateurs:

Zum Autor

Moorahrend, Uwe, Dr. med., geb. 3. 9. 1945
Arzt für Chirurgie / Unfallchirurgie, Physikalische Therapie, Sportmedizin, Sozialmedizin
Chefarzt der Abteilung für Unfallchirurgische Rehabilitation und Orthopädie der Fachklinik Enzensberg, Fachklinik für Physikalische Medizin und medizinische Rehabilitation mit den Abteilungen Orthopädie / Traumatologie, Neurologie / Neuropsychologie, Innere Medizin

Arbeits- und Interessengebiete:
Medizinische Rehabilitation im allgemeinen, Endoprothetik und Knorpelstoffwechsel im Besonderen.

Nachwort

Zu danken habe ich meinem Arbeitgeber, der Fachklinik Enzensberg, für die finanzielle Mithilfe bei der Vorbereitung zum Zustandekommen dieses Ratgebers.

Zum weiteren sei Frau Marlies Steube für ihre Bereitschaft als »Fotomodell« und Herrn Harald Fritsch, Krankengymnast, Füssen, für die Zusammenstellung des krankengymnastischen Übungsteiles gedankt.